Gisa Bührer-Lucke

Nie wieder Blasenentzündung
Natürliche Heilmittel gegen ein brennendes Leiden

Of

Gisa Bührer-Lucke

Nie wieder Blasenentzündung

Natürliche Heilmittel

gegen ein brennendes Leiden

Orlanda

Die Deutsche Bibliothek - CIP-Einheitsaufnahme
Bührer-Lucke, Gisa: Nie wieder Blasenentzündung : natürliche Heilmittel gegen ein brennendes Leiden / Gisa Bührer-Lucke. - Berlin : Orlanda, 2003
ISBN 3-936937-09-5

1. Auflage 2003

© 2003 Orlanda Frauenverlag GmbH, Berlin
Alle Rechte vorbehalten

Lektorat: Renate Wollowski
Umschlaggestaltung: Ulrike Wewerke, Berlin
Layout & Satz: Nicole Baude
Herstellung: Anna Mandalka
Druck: Motiv Offset, Berlin

Inhalt

Einleitung ... 9

Anatomie und Funktion der Harnorgane ... 13

Zystitis: Die kranke Blase
Die drei Formen der Zystitis ... 17

Ursachen und Hintergründe der Zystitis
Bakterien als Hauptverursacher ... 21
Anatomische Veränderungen ... 23
Seelische Konflikte ... 23

Unser Immunsystem
Die Abwehrfront ... 27
Feinde des Immunsystems ... 31

Behandlung der kranken Blase
Trinken, trinken und nochmals trinken ... 33
Wärme ist das A und O:
»Kind, zieh dich untenrum warm an« ... 48
Essen Sie sich gesund ... 59
Aromatherapie: Duftende Öle
gegen krankmachende Bakterien ... 77
Homöopathie: Die Heilung durch das Ähnlichkeitsprinzip ... 80
Akupressur: Auf den richtigen Punkt gedrückt ... 84
Hormone schützen die Blase ... 89

Prophylaxe – so können Sie eine Zystitis verhindern

Viel trinken	95
Stärken Sie Ihr Immunsystem	96
Nehmen Sie es mit der Hygiene genau	106
Halten Sie sich warm	107
Bloß nicht verkneifen	108
Machen Sie Ihren Harn sauer	108

Wann Sie zum Arzt müssen

Was geschieht in der Praxis?	111
Wann Antibiotika unbedingt sein müssen	112
Impfen – ein wirksames Mittel?	116

Ein letztes Wort 119

Anhang 121

Einleitung

Millionen von Frauen sind mit diesen Anzeichen vertraut: Leichtes Ziehen nach dem Wasserlassen, kurze Zeit später erneuter Harndrang, und dann kommen doch nur ein paar Tropfen, es brennt, es sticht. Schließlich Schmerzen, die sich ins Unerträgliche steigern können. Eine Blasenentzündung entwickelt sich! Seufzend treten jetzt viele den Gang zur Ärztin oder zum Arzt an. Denn das scheint ebenso unvermeidlich wie das Schlucken von Antibiotika, die ihnen verordnet werden. Wenn sie Glück haben, war das ein einmaliger Vorgang.

Die Realität sieht anders aus. Fast jede zweite Frau erlebt diese Leidensgeschichte immer wieder aufs Neue – und immer wieder aufs Neue werden Antibiotika verordnet. Wen wundert es da noch, dass der Körper Resistenzen entwickelt und die ansonsten so wirksamen Medikamente dann wirkungslos werden. Die Versagerquote ist erschreckend.

Viele Frauen fragen sich verzweifelt, ob es denn nicht auch ohne Antibiotika geht. Doch, es geht! Aber leider wird heute außer Acht gelassen, dass es zahlreiche Erkrankungen gibt, die man gar nicht mit Medikamenten behandeln muss, sondern bei denen man den Naturheilmitteln und der Selbstheilungskraft des Körpers vertrauen sollte. So, wie man es getan hatte, bevor das Penicillin erfunden wurde. Ein grippaler Infekt, Schnupfen oder eine Blasenentzündung wurden früher mit ganz natürlichen Hausmitteln kuriert, und zwar erfolgreich. Doch das Wissen um die Heilkräfte der Natur wurde durch die Erfindung der Antibiotika fast schlagartig in den Hintergrund gedrängt.

Eine simple Blasenentzündung benötigt keine derart harten Geschütze, denn die Selbstheilungstendenz der einfachen Zystitis ist sehr groß. Sie wird unterstützt durch eine häufige Blasenentleerung, dem sogenannten Auswascheffekt. Hier ist die Kürze der weiblichen Harnröhre von Vorteil. So schnell die Krankheitserreger in die Blase gelangen, so schnell lassen sich die Keime auch wieder hinausspülen.

Sie werden keineswegs ein Buch vorfinden, das Antibiotika in Bausch und Bogen verdammt. Denn es gibt Fälle, in denen es nicht ohne Antibiotika geht. Doch allzu häufig wird mit Kanonen auf Spatzen geschossen, wie es der Volksmund so treffend formuliert. Und aufgrund der ständig steigenden Resistenzen sollte man Antibiotika wirklich nur dann einsetzen, wenn keine andere Option mehr offen steht.

Gegen eine einfache Zystitis gibt es viele sanfte, sehr wirksame Alternativen. Und der dringliche Wunsch der Frauen »nie wieder Blasenentzündung« ist kein unerfüllbarer. Es gibt zahlreiche Möglichkeiten, sie auf natürlichem Wege zu bekämpfen, und diese möchte ich Ihnen in diesem Buch aufzeigen. Sie werden feststellen, dass viele Haus- und Naturheilmittel verblüffend schnell und nachhaltig wirken. Wer rasch reagiert und die ersten Anzeichen richtig deutet, hat gute Chancen, die Erkrankung schnell und ohne »Chemie« loszuwerden. Dieser Ratgeber soll Ihnen als Leitfaden, als Hilfe zur Selbsthilfe dienen. Die Mittel sind einfach zu besorgen, problemlos in der Anwendung und kostengünstig. Sie können ohne großen Aufwand sofort aktiv werden, wenn sich wieder einmal eine Blasenentzündung bemerkbar macht. Probieren Sie es.

Eines ist allerdings zu beachten: Kinder und Schwangere sind von alternativen Behandlungsmethoden als alleiniger Therapie grundsätzlich ausgeschlossen. Für beide Gruppen gilt: Sofort in ärztliche Behandlung! Bei Kindern steigen die Keime sehr schnell zu den Nieren auf, wo sich leicht eine Nierenbeckenentzündung entwickelt. Eine solche Infektion führt zur Bildung von Narbengewebe, das wiederum eine verminderte Nierenfunktion nach sich ziehen kann. Außerdem ist bei Kindern das Immunsystem noch nicht so stabil und lässt sich durch alternative Mittel nicht ausreichend aktivieren, um einen Selbstheilungsprozess in Gang zu setzen. Hier muss von ärztlicher Seite entsprechend medikamentös eingewirkt werden.

Für Schwangere gilt es, das ungeborene Kind vor Bakterien zu schützen, sonst könnte sich der Fetus im Mutterleib infizieren, was zu erheblichen Komplikationen, in manchen Fällen auch zu Fehlgeburten führt. Wandern Keime bis in die Gebärmutter, besteht die Gefahr einer Entzündung, die Wehen auslösen kann, gleich, in welchem Monat der Schwangerschaft. Deshalb ist auch hier die ärztliche Medikation ein Muss.

Es gibt sowohl für Kinder als auch für Schwangere gut verträgliche, milde Antibiotika. Sinnvoll ist es allerdings, die eine oder andere alternative Heilmethode zusätzlich unterstützend zu einer Antibiotikatherapie anzuwenden.

Dazu gehören vor allem die Durchspülung mit verschiedenen Heiltees und die Anwendung von Wärme. Am besten geschieht dies in Absprache mit dem behandelnden Arzt.

Anatomie und Funktion der Harnorgane

Um Ihnen einen Einblick in den Aufgabenbereich der Harnorgane zu verschaffen, lassen Sie uns einen kurzen Abstecher ins Reich der Anatomie machen. Die Harnblase ist ein muskulöses Hohlorgan und liegt im untersten Abschnitt des Bauchraumes, unmittelbar hinter dem Schambein. Sie hat die Form eines Ovals. Je voller die Blase wird, desto mehr dehnt sie sich aus und wird zu einem Kreis. Ab einem gewissen Punkt der Dehnung gehen Signale an das Rückenmark: die Blase ist voll. Wenn wir die Blasenentleerung steuern, signalisiert das Rückenmark dem Harnröhrenschließmuskel, dass er sich entspannen soll, daraufhin zieht sich die Blasenmuskulatur zusammen und der Harn wird über die Harnröhre ausgeschieden. Die Ausdehnung der Blase wird in den Hirnzentren wahrgenommen, und diese senden wiederum Signale aus, die wir entsprechend umsetzen können. Ist das Signal sehr dringend und unangenehm, gehen wir zur Toilette. Nehmen wir es zunächst nur verhalten wahr, können wir es ignorieren bzw. den Gang zur Toilette aufschieben. Erwachsene können die Blasenentleerung aufgrund der sogenannten »Willkürmotorik« problemlos steuern, sofern keine krankheitsbedingten Ursachen vorliegen, die das verhindern. Kinder müssen das im Verlauf des »Sauberwerdens« lernen. Meist ist das mit vier bis fünf Jahren der Fall.

Die Blasenwand besteht aus drei Schichten: einer inneren Schleimhaut (Tunica mucosa), einer kräftigen mittleren Muskelschicht (Tunica muscularis) und einer äußeren Bindegewebshülle. Bei einer Blasenentzündung ist die innere Schleimhaut betroffen. Die Harnblase ist Teil der Harnorgane, die funktionell eng zusammenarbeiten. Die beiden paarig angeordneten Nieren stehen dabei im Mittelpunkt. Mit ihnen ist die Blase durch die rechts und links liegenden, etwa 30 cm langen Harnleiter, den Ureteren, verbunden.

Im Gegensatz zu den meisten anderen Organen, die mehrere Funktionen erfüllen müssen, hat die Harnblase nur eine einzige Aufgabe: Sie dient als Sammelbecken für den auszuscheidenden Urin, der in den Nieren produziert wird. Genauer gesagt, wird der Harn in den Nephronen gebildet. Ein Nephron ist die kleinste Funktionseinheit. In jeder Niere sind rund eine Million dieser Nephronen vorhanden. Jedes Nephron wiederum besteht aus einem kugelförmigen Nierenkörperchen (Glomerulus) und dem dazugehörigen Harnkanälchen (Tubulus). Nachdem der Harn in den Nephronen produziert wurde, fließt er über ganz feine Kanälchen, die Sammelrohre, in die Nierenkelche, dann in das Nierenbecken und von dort über die Harnleiter in die Harnblase.

> Die Blase hat nur eine einzige Aufgabe: Sie dient als Sammelbecken für den Urin, der zur Ausscheidung in den Nieren vorbereitet wird.

Flüssigkeit, Salze aber auch schädliche Substanzen, wie etwa Medikamente und Giftstoffe, werden im Darm absorbiert und gelangen ins Blut. Diese schädlichen Schlackenstoffe werden über die Produktion von Harn aus dem Blut gesiebt und abtransportiert bzw. ausgeschieden. Fände dieser Prozess nicht statt, würde unser Körper vergiftet. Daher sind Harnproduktion und -ausscheidung von besonderer Bedeutung.

Die Ausscheidung erfolgt über zwei Etappen. Zunächst entsteht der Primärharn – das sind etwa 170 Liter pro Tag –, indem er über die Nierenkörperchen, die eine Membran enthalten, aus dem Blut abfiltriert wird. Das ebenso intelligente wie komplizierte System der Nieren ist in der Lage, aus dieser Flüssigkeitssammlung wiederum das herauszufiltern, was der Körper noch benötigt und verwerten kann. Dies ist eine der wichtigsten Aufgaben der Harnkanälchen. Sie lösen aus dem Primärharn Glukose (Traubenzucker), Salze, Wasser und andere lebenswichtige Substanzen heraus. Dieses Gemisch wird wieder in den Blutkreislauf zurückgegeben. Die nicht mehr verwertbaren Bestandteile des Primärharns, wie Schlackenstoffe (Harnstoff, Kreatinin, Harnsäure), körperfremde Substanzen, wie Medikamente und Giftstoffe (soweit sie nicht in der Leber abgebaut und über die Galle in den Darm ausgeleitet werden), scheidet der Körper in Form des Sekundärharns aus. Diese Urinmenge macht nur einen kleinen Bruchteil des Primärharns aus. Von den 170 Litern sind es gerade noch etwa 1,5 bis zwei Liter, die als Urin ausgeschieden werden.

Das zeigt, wie komplex und penibel genau das Nierensystem arbeitet, wenn es in der Lage ist, aus dem Primärharn weit über 90 Prozent brauchbare

Stoffe zu resorbieren, die es dann dem Körper als Energiequelle wieder zur Verfügung stellt. Es zeigt aber auch, wie wichtig ein reibungslos funktionierendes Harnsystem für die Beseitigung von Abfallstoffen und giftigen Substanzen ist.

Der Sekundärharn wird in der Blase so lange gesammelt, bis eine genügend große Menge vorhanden ist, um das Wasserlassen (Miktion) zu stimulieren. Ein erstes Gefühl von »ich müsste mal« entsteht bei einem Blaseninhalt von etwa 350 ml. Willentlich kann aber viel mehr Urin zurückgehalten werden. Das Doppelte und mehr sind keine Seltenheit. Durch gezielte Gymnastik (Beckenbodentraining) kann man seine Blase »erziehen«, sodass man nicht jedem Drang gleich nachgeben muss.

Die Harnröhre stellt den Endabschnitt der Harnwege dar, über die der Urin aus der Harnblase ausgeschieden wird. Sie führt in den Scheidenvorhof zwischen die kleinen Schamlippen.

Der Harn ist nach der Ausscheidung übrigens steril und riecht kaum wahrnehmbar. Der unangenehme scharfe Geruch entsteht erst durch Bakterieneinwirkung, durch die Ammoniak freigesetzt wird, das diesen beißenden Geruch hervorruft.

Mit 2,5 bis 4 cm ist die Harnröhre bei Frauen relativ kurz. Die weibliche Harnröhre dient ausschließlich dem Transport von Urin. Bei Männern hat die wesentlich längere Harnröhre (20 bis 25 cm) eine Doppelfunktion: Sie enthält gleichzeitig die Samenleiter. Bakterielle Harnweginfekte sind bei Männern unter 50 eher selten. Ab dieser Altersstufe sind jedoch auch sie vermehrt von Blaseninfekten betroffen, was mit einer erhöhten Zahl an Prostataerkrankungen zusammenhängt. Durch eine gut- oder bösartige Verengung der männlichen Harnröhre, die den Abfluss des Harns behindert, wird die Ansammlung von Krankheitserregern im Harn erhöht und führt zu einer Entzündung.

> Harn ist nach dem Ausscheiden geruchlos. Der scharfe Geruch entsteht durch Bakterieneinwirkung, durch die das stechend riechende Ammoniak freigesetzt wird.

Wie viel Urin man tatsächlich ausscheidet, hängt natürlich entscheidend davon ab, wie hoch die Flüssigkeitsmenge ist, die man zu sich nimmt. Normal ist vier- bis sechsmal Wasserlassen am Tag. Um sämtliche Stoffwechselabfälle, die täglich anfallen, aus dem Körper zu spülen, müssen rund 1,5 Liter Harn pro Tag ausgeschieden werden. Je mehr man trinkt, desto höher ist natürlich die Harnmenge. Starkes Schwitzen, Erbrechen oder Durchfall führen zu einer Harnreduzierung. In diesem Fall muss entsprechend »dagegen angetrunken« werden.

Bei Nierenerkrankungen kann die Menge des ausgeschiedenen Harns leicht 2,5 Liter übersteigen, da die Nieren nicht in der Lage sind, den Harn zu konzentrieren. Oder das Gegenteil ist der Fall, und die Harnausscheidung liegt unter 300 ml, was einem Nierenversagen gleichkommt. Bei solchen Symptomen ist selbstverständlich umgehend ärztliche Behandlung erforderlich.

Zystitis: Die kranke Blase

Das Hauptmerkmal einer Zystitis ist der schnell wiederkehrende und heftige Harndrang. Doch es kommen immer nur ein paar Tropfen. Und die auch nur unter schmerzhaftem Brennen. Manchmal riecht der Urin unangenehm, ist trübe und bei etwa 30 Prozent der Patientinnen auch mit Blut und Eiter durchsetzt.

Manche Blaseninfektionen verlaufen hingegen völlig symptomfrei und werden nur rein zufällig entdeckt, wenn der Urin aus einem anderen Grund untersucht wird. Diese symptomlose Art der Zystitis tritt besonders häufig bei älteren Frauen auf und ist oft die Folge einer Harninkontinenz.

Achtung: Wenn eine Blasenentzündung von Fieber, Rückenschmerzen unter den Rippen und Schüttelfrost begleitet wird, ist größte Vorsicht geboten. Denn diese Symptome sind atypisch für eine Blasenentzündung, sie deuten eher auf eine Nierenbeckenentzündung hin. In einem solchen Fall sollten Sie nicht zögern. Begeben Sie sich umgehend in ärztliche Behandlung!

> Bei Fieber, Rückenschmerzen und Schüttelfrost sofort den Arzt aufsuchen!

Die drei Formen der Zystitis

Alle Entzündungen, die unterhalb der Einmündung des Harnleiters in die Harnblase vorkommen, werden als untere Harnweginfektionen bezeichnet. Auch die Zystitis gehört zu dieser Gruppe. Es gibt unterschiedliche Formen einer Blasenentzündung. Die drei am häufigsten auftretenden sind die akute Zystitis, die hämorrhagische (= blutige) und die interstitielle Zystitis.

Akute Blasenentzündung

Reizungen der Blase treten spontan auf, sozusagen wie aus heiterem Himmel. Es kommt zu einem verstärkten Harndrang, der bereits kurz nach dem Wasserlassen erneut auftritt. Begleitet wird er von einem schmerzhaften Brennen. Die Harnentleerung ist mit einem ziehenden oder brennenden Schmerz verbunden. Der Urin riecht unangenehm. Gelegentlich sind auch Blut und Eiter im Harn enthalten. Die Beschwerden treten hin und wieder auch nachts auf. Ausgelöst wird die akute Zystitis durch Bakterien, in etwa 90 Prozent aller Fälle durch das Escherichia coli, das E. coli, das Sie gleich noch näher kennen lernen werden. Seltener sind andere Bakterien, wie Klebsiellen, Proteus, Enterokokken und Pseudomonas, an der Entzündung beteiligt. Sie alle, auch E. coli, gehören zur normalen Besiedelung Ihrer Dickdarmflora.

Hämorrhagische Blasenentzündung

Generell ist das Krankheitsbild das gleiche wie bei der akuten Form, nur dass bei der hämorrhagischen Infektion immer Blut im Urin zu finden ist. Ausgelöst wird diese Form der Blasenentzündung nicht durch Bakterien, sondern durch Viren, und zwar durch Adeno- und Polyomaviren. Bei Patienten, die mit bestimmten Antibiotika behandelt werden und bei abwehrgeschwächten Menschen kann es in den Harnwegen auch zu einer Besiedelung mit dem Pilz Candida albicans kommen. Je nach Ursache dieser Zystitisform muss unter Umständen mit Antibiotika behandelt werden.

Interstitielle Blasenentzündung

Diese seltenere Form trifft fast hauptsächlich Frauen zwischen 40 und 50 Jahren und ist eine chronische Erkrankung. Die Blasenwand zeigt sich deutlich verdickt, das Fassungsvermögen der Blase ist insgesamt stark herabgesetzt. Bis zu 100mal in 24 Stunden müssen die Betroffenen zur Toilette. Die Ursache dieser Zystitisform ist bislang nicht bekannt. Infektiöse Erreger als Verursacher, wie Chlamydien, Mykoplasmen oder auch Viren, werden von den Medizinern ebenso diskutiert wie eine Immunreaktion gegen das Blasengewebe. Um eine interstitielle Zystitis zu diagnostizieren, muss der Urologe andere

Erkrankungen des Harntraktes ausschließen. Dazu wird meistens eine Blasenspiegelung (Zystoskopie) gemacht, die unter Narkose stattfindet. Die Behandlung dieser Zystitisform ist schwierig und nicht immer von Erfolg gekrönt. Manchmal reichen Veränderungen der Ernährungsgewohnheiten, Stressabbau, heiße Packungen und leichte Gymnastikübungen aus, um eine Besserung zu erzielen. Gelegentlich wird aber auch eine Medikation notwendig, die unter Umständen mittels Katheter in die Blase eingeträufelt wird. Auch eine elektrische Stimulation, bei der die Patientin ein kleines Gerät bei sich trägt, wird inzwischen eingesetzt, auch wenn noch nicht eindeutig geklärt ist, wie diese Stimulation tatsächlich wirkt. Der Leidensdruck bei Patientinnen mit interstitieller Zystitis ist sehr groß, weil ihnen Hilfe auf Dauer oft versagt bleibt. Im Anhang finden Sie Adressen von Selbsthilfegruppen, in denen Sie Erfahrungen austauschen können.

Ursachen und Hintergründe der Zystitis

Bakterien als Hauptverursacher

In rund 90 Prozent aller Fälle, ich habe es schon erwähnt, sind es Bakterien, die für eine Blaseninfektion verantwortlich sind. Und mit diesen lästigen Eindringlingen wollen wir uns ein bisschen näher beschäftigen. Es sind insbesondere Darmkeime, die eine Zystitis verursachen. Dazu gehören Klebsiellen, Proteus, Enterokokken, Staphylokokken und Kolibakterien. Als Hauptübeltäter gilt das Escherichia coli-Bakterium, kurz E. coli genannt. Eigentlich ist es ein harmloser Untermieter im Enddarmbereich. Doch wenn es sein Revier verlässt und in Richtung Harnröhre wandert, kann es unangenehm werden.

Normalerweise wird der Harntrakt durch die enorme Spülwirkung des Urins nahezu keimfrei gehalten. Die weibliche Anatomie leistet einer Infektion jedoch leicht Vorschub. Deshalb leiden Frauen drei- bis viermal häufiger an einer Blasenentzündung als Männer. Zum einen wird die unmittelbare Nachbarschaft der Harnröhre zum Scheiden- und Darmausgang zum problemlosen Wanderweg für Darmbakterien in die Harnröhre oder die Scheide. Man spricht hier von »Schmierinfektionen«.

Zum anderen erleichtert die Harnröhre aufgrund ihrer Kürze den Krankheitserregern das Eindringen und schnelle Aufsteigen zur Blase. Und da es gerade im Genitalbereich warm und feucht ist, finden die Keime optimale Lebensbedingungen, um sich schnell und ungehindert auszubreiten. Bei so viel Übermacht hat die leicht entzündliche Blasenwand kaum Chancen, sich gegen die Keime zu wehren.

Hygiene ist deshalb das wichtigste Mittel, um den E. coli-Bakterien vorzubeugen. Nicht nur eine gründliche, sondern auch die richtige Reinigung nach dem Stuhlgang ist entscheidend: Immer von vorne nach hinten wischen, also von der Scheide weg, hin zum After. Sonst (t)reibt man die Eindringlinge buchstäblich in die unerwünschte Richtung!

Schmierinfektionen entstehen beispielsweise häufig beim Geschlechtsverkehr. Deshalb gaben die Mediziner dieser Form der Blasenentzündung den romantisch klingenden Namen »Honeymoon-Zystitis«. Mit Romantik hat das allerdings nichts zu tun, denn es gibt nicht wenige Frauen, die nach jedem Geschlechtsverkehr über eine beginnende Blasenentzündung klagen. Für so manche wird daher die schönste Nebensache der Welt zu einer qualvollen Angelegenheit. Die Bakterien haben gerade beim Geschlechtsverkehr leichtes Spiel, weil der »Transportweg« kurz ist. Und dann kommt noch eine kleine Kuriosität hinzu: Nicht nur die Menschen müssen sich kennen lernen, auch die jeweiligen Keimbesiedelungen der Partner brauchen eine gewisse Zeit, bis sie nicht mehr »fremdeln«, was anfangs bei einer noch frischen Beziehung zu Irritationen führen kann. Deshalb tauchen solche Probleme ausgerechnet in den ersten Monaten einer Beziehung auf, sie geben sich jedoch mit der Zeit. Dies erklärt auch, warum häufiger Partnerwechsel eine Ursache für vermehrte Blasenentzündungen ist.

> **Hygiene beachten:** Immer von der Scheide weg in Richtung Analregion wischen.

Und denken Sie daran, dass auch Ihre Partnerin oder Ihr Partner an einer Infektion leiden könnte. Wenn Sie also eine Blasenentzündung haben, sollten diese sinnvollerweise gleich mituntersucht und behandelt werden, sonst kommt es zum sogenannten Pingpong-Effekt. Ein kleiner Trick hilft übrigens, der Honeymoon-Zystitis vorzubeugen: Vor jedem Geschlechtsverkehr ein großes Glas Wasser trinken und nach der Liebe (innerhalb einer Viertelstunde) zur Toilette gehen, um die Blase vollständig zu entleeren. So haben die Keime wenig Chancen, sich einzunisten. Und es versteht sich von selbst, dass Sie während einer Blaseninfektion aus Sicherheitsgründen auf Sex verzichten sollten.

Anatomische Veränderungen

Negative Auswirkungen auf die Gesundheit der Harnblase kann auch eine Katheterisierung haben. Vielleicht waren Sie schon einmal im Krankenhaus und kennen dieses Problem. Ein Harnkatheter wird gelegt, um den Urin künstlich abzuleiten, weil Sie die ersten Tage nach einem Eingriff noch nicht zur Toilette dürfen. Doch leider kann eine derartige Manipulation am Harntrakt ebenfalls zu einer Zystitis führen.

Bei ständig wiederkehrenden Blasenentzündungen muss man auch an anatomische Ursachen denken, die einer Infektion zugrunde liegen könnten. Bei einer verengten Harnröhre beispielsweise ist eine vollständige Harnentleerung nicht möglich. Bakterien, die sich im Harn befinden, können dann nicht restlos ausgeschieden werden. Und immer neue kommen hinzu, was unweigerlich zu einem Anstieg der Bakterienzahl und schließlich zu einer Infektion führt. Auch Narbengeschwülste oder Verwachsungen, die den Harnfluss behindern, können verursachend wirken, ebenso eine abgesenkte Gebärmutter, die auf die Blase drückt. In solchen Fällen besteht die Möglichkeit einer operativen Korrektur.

Seelische Konflikte

Konflikte und Ängste, die Frauen nicht artikulieren, können irgendwann einmal zu körperlichen Beschwerden führen. Das ist eigentlich ein alter Hut. Rückenschmerzen zählen dazu, um nur ein Beispiel zu nennen, und – auch wenn es Ihnen zunächst wenig glaubhaft erscheinen mag – Blasenentzündungen. Die Ursache dafür liegt in der ständigen Verspannung der Blasenwände. Das vegetative Nervensystem wird sehr stark von unserem Seelenleben beeinflusst und steht demzufolge in engem Zusammenhang auch mit jenen Nerven, die für die Blasenentleerung oder -füllung, für den Harnabgang oder für das Harnverhalten verantwortlich sind. Wenn unser Seelenleben nicht intakt ist, geraten auch die Nerven aus der Fassung. Dauerstress, ständige Überforderung, Sorgen, Kummer und Nöte können daher bei einer Frau zu einer Blasenentzündung führen, ja sogar eine Harninkontinenz auslösen. Dieser psychosomatische Aspekt ist übrigens wissenschaftlich schon seit langem nachgewiesen, findet jedoch leider in der Praxis (im wahrsten Sinne des Wortes) kaum Beachtung. Dass Antibiotikagaben in solchen Fällen überhaupt nicht helfen können, liegt auf der Hand. Denn hier geht es in erster Linie um Stressbewältigung und Stressabbau, z.B. durch autogenes Training und andere Entspannungsmethoden.

Groß ist auch die Zahl der Frauen, die nicht auf fremde Toiletten gehen wollen, weil sie sich nur in der gewohnten Umgebung hinsetzen und entspannt urinieren können. Deshalb verkneifen sie sich den Gang zur fremden Toilette. Das hat aber seinen Preis. Wer den Harndrang unterdrückt und ständig hinauszögert, fördert das Bakterienwachstum, anstatt die unerwünschten Gäste rasch wieder hinauszuspülen. Es bleiben im Restharn Bakterien zurück, die sich schnell vermehren. Hier können Sie sich mit einem Trick behelfen. Wer Probleme hat, fremde Toiletten aufzusuchen, sollte immer ein paar Desinfektionstücher in der Tasche haben. Wischen Sie damit die Toilettenbrille sauber. Oder besorgen Sie sich WC-Einmalauflagen, damit vermeiden Sie den direkten Kontakt mit dem Toilettensitz. Solche Dinge nehmen in der Handtasche nur wenig Platz ein, und Sie haben unterwegs ein beruhigtes Gefühl.

> Wer nicht gerne fremde Toiletten benutzt, sollte immer Desinfektionstücher oder WC-Einmalauflagen in der Tasche haben.

Ein dauerhaft gestörtes oder nicht einwandfrei funktionierendes Immunsystem ist eine Gefahrenquelle. Denn man wird anfälliger für Infektionen. Zuckerkranke beispielsweise haben ganz allgemein eine schlechtere Abwehrsituation, sodass sie gehäuft unter Blaseninfekten leiden. Außerdem bietet der im Urin vorhandene Zucker den Bakterien geradezu paradiesische Verhältnisse. Bakterien lieben ein süßes Milieu und können sich dort ungehemmt verbreiten. Deshalb ist es für Diabetikerinnen sehr wichtig, dass ihr Diabetes perfekt eingestellt ist, um einen Anstieg der unliebsamen Erreger zu verhindern.

Wer Medikamente einnimmt, weiß, dass nahezu alle Präparate mehr oder weniger starke Nebenwirkungen haben. Viele Arzneimittel greifen so massiv in unseren Organismus ein, dass sie das Immunsystem schwerwiegend beeinträchtigen und in seiner Wirkung dramatisch herabsetzen können. Damit wird Krankheitserregern Tür und Tor geöffnet. Das gilt natürlich auch für jene Bakterien, die eine Blaseninfektion auslösen. Ein angeschlagenes Immunsystem ist oft nicht mehr in der Lage, selbst einfachste Krankheitskeime abzuwehren.

Zu den Medikamenten, die das Immunsystem stark belasten, gehört Kortison, ein Hormonpräparat, das in den 40er Jahren des vorigen Jahrhunderts von den Amerikanern erfunden wurde. Kortison, das dem körpereigenen Kortisol (das ist ein anderer Name für Hydrocortison und wird in der Nebennierenrinde produziert) ähnelt, erzielte unglaubliche Behandlungserfolge bei verschiedensten Erkrankungen. Dass diese Mittel aber auch heftige Nebenwirkungen hervorrufen, kristallisierte sich erst mit den Jahren heraus.

Heute ist man sich der Gefahren bewusst und setzt diese Präparate gezielter ein. Bei sachgerechter Anwendung können sie lebensrettend sein. Kortison wird vor allem bei Erkrankungen wie Rheuma und Asthma, allergischen Erkrankungen, bei Augen- und Krebserkrankungen, bei Autoimmunerkrankungen des Darms (Morbus Crohn, Colitis ulcerosa), bei drohender Frühgeburt und bei Organtransplantationen angewendet. Viele dieser Krankheiten, wie etwa Rheuma, Asthma oder Morbus Crohn, sind jedoch chronische Erkrankungen, was bedeutet, dass Kortison über einen langen Zeitraum, ja manchmal sogar lebenslänglich (beispielsweise nach Organtransplantationen), gegeben wird. Doch die langfristige Einnahme solcher Mittel bleibt nicht ohne Nebenwirkungen. Eine Nebenwirkung ist die Schwächung des Immunsystems. Deshalb ist es wichtig, dass Patienten, die solche Immunsuppressiva, wie sie in der Fachsprache genannt werden, nehmen müssen, zugleich ihr Immunsystem stärken.

Ein weiterer, wenn auch sehr seltener Grund für eine Zystitis ist ein Blasentumor. Er verhindert den vollständigen Abfluss des Harns, sodass immer wieder Urinreste, die mit Bakterien versetzt sind, in der Blase verbleiben. Irgendwann nehmen die Keime überhand, und es kommt zu einer Entzündung. Blasentumore, gleichgültig ob gut- oder bösartig, treten häufiger bei Männern als bei Frauen auf. Blut im Urin oder eine Behinderung des Harnabflusses können

Hinweise auf einen Tumor sein. Solche Anzeichen sind deshalb unbedingt ärztlich abzuklären, beispielsweise durch eine Blasenspiegelung, bei der Gewebeproben entnommen werden.

Etwas häufiger hingegen kommen Blasensteine vor. Sie können sich sowohl in der Blase als auch in den Harnleitern bilden. Sind sie klein, bleiben sie oft jahrelang unbemerkt und rufen keinerlei Symptome hervor. Bei größeren Exemplaren sieht es anders aus, diese können heftige Beschwerden verursachen. Die Steine behindern den Harnfluss. Und wieder sammeln sich Bakterien an, die letztendlich eine Infektion auslösen. Je nach Größe löst man die Steine mit einem Kaliumzitrat auf, sodass sie mit dem Urin ausgeschieden werden können, oder sie werden chirurgisch entfernt.

Wie Sie sehen, gibt es vielfältige Ursachen für eine Blasenentzündung. Und bei manchen der aufgezählten ist es selbstverständlich, dass die Beseitigung der Ursachen nicht ohne ärztliche Hilfe geht. Die möglichen Ursachen einer Zystitis noch einmal kurz in Stichworten zusammengefasst:

- **Das Darmbakterium E. coli**
- **Katheterisierung**
- **Anatomische Ursachen wie z.B. eine verengte Harnröhre**
- **Seelische Konflikte**
- **Gestörtes Immunsystem, bedingt durch Erkrankungen wie Diabetes**
- **Gestörtes Immunsystem durch Medikamente**
- **Blasentumor**
- **Blasensteine**

Aber wir wollen nicht gleich mit dem Schlimmsten rechnen und gehen deshalb von der einfachen Zystitis aus, die über 90 Prozent aller Blasenerkrankungen ausmacht und von der dieses Buch handelt. Wie es den Bakterien überhaupt gelingt, die Immunabwehr zu überlisten und eine Infektion auszulösen, das erfahren Sie im folgenden Kapitel.

Unser Immunsystem

Wie ist es möglich, dass einige winzige Bakterien oder Viren eine Erkrankung auslösen? Denn eigentlich verfügt unser Körper über ein hervorragendes Immunsystem! Wir sind rund um die Uhr von Bakterien, Viren, Parasiten, körperfremden Zellen und anderen schädlichen Substanzen, wie Freien Radikalen, umgeben, mit denen unser Organismus fertig werden muss. Wenn unser Abwehrsystem nicht so perfekt funktionierte, wären wir tatsächlich ständig krank. Trotzdem ist jede Immunabwehr immer nur so gut, wie sie behandelt wird. Dazu gleich mehr.

Zunächst möchte ich Ihnen gerne erläutern, wie die Abwehr in unserem Körper überhaupt funktioniert. Begleiten Sie mich bei einem kleinen Ausflug in die Welt unseres Immunsystems. Dann wird Ihnen rasch klar, mit welch einem hochkomplizierten Gefüge wir es zu tun haben. Ich beschränke mich allerdings auf das, sagen wir mal,»Einmaleins« des Immunsystems, also die Grundlagen. Denn eine eingehende Erörterung würde den Rahmen dieses Buches sprengen.

Die Abwehrfront

Das Immunsystem besteht aus zahlreichen Lymphknoten, die im ganzen Körper – mit Ausnahme des Gehirns – durch Lymphgefäße miteinander verbunden sind. Die Lymphknoten sind etwa so groß und flach wie Linsen. Die Lymphgefäße enthalten eine Flüssigkeit, die Lymphe, die vor allem eine große Anzahl weißer Blutzellen enthält, die Lymphozyten. Sie haben die Aufgabe, zwischen körpereigenen und körperfremden Zellen zu unterscheiden. Wenn wir krank sind, sind gerade diese Zellen sehr aktiv, was man an einem vergrößerten Lymphknoten ertasten kann. Ebenfalls zum Lymphsystem gehören die Mandeln, die Thymusdrüse, Leber, Milz, die Peyer-Plaques im Dünndarm, der Blinddarm und das Knochenmark.

Haut und Schleimhäute bilden die erste und wichtigste Schutzwand des Körpers gegen Feinde von außen. Allerdings gibt es einige Schwachstellen, an denen Bakterien und Co. es leicht haben, diese natürlichen Barrieren zu überwinden. Dazu gehören unsere Körperöffnungen Augen, Nase, Mund, Ohren, After, Vagina und die Harnröhre. Auch bei Verletzungen versagt logischerweise diese Schutzwirkung. Schon über kleinste Schnitte oder Risse in der Haut können Krankheitserreger eindringen. Und das ist der Zeitpunkt, an dem unsere Abwehr in Aktion treten muss.

Das Immunsystem besteht aus zwei Teilen: der unspezifischen und der spezifischen Abwehr.

Die unspezifische Abwehr ist angeboren, sie wird uns als Babys in die Wiege gelegt. Dieser bereits vorhandene Immunschutz besteht aus zwei Zellgruppen, den Phagozyten, auch Fresszellen genannt, und den natürlichen Killerzellen. Sie werden aus den Stammzellen im Knochenmark gebildet.

Wenn Krankheitserreger es schaffen, die erste Schutzmauer des Körpers, also Schleimhaut oder Haut, zu überwinden, treffen sie in der Regel sofort auf die Fresszellen. Davon gibt es zwei Gruppen, aus denen wiederum unterschiedliche Typen hervorgehen. Die vorrangigste Aufgabe von Fresszellen ist es, eindringende Fremdlinge und Zellmüll aller Art, der im Organismus vorhanden ist, aufzufressen. Daher der zwar etwas plakative, aber sehr treffende Name.

Hand in Hand mit den Fresszellen arbeiten die natürlichen Killerzellen. Wenn beispielsweise Viren in den Organismus eindringen, suchen sich diese eine Zelle, um sich darin zu vermehren. Denn Viren haben keinen eigenen Stoffwechsel, sondern benötigen einen Wirt, um sich fortzupflanzen. Dabei hinterlassen sie Spuren, indem sie die Oberflächen der Zellen verändern. Mit einem genialen Trick können die derart umgestalteten Zellen jedoch SOS funken: Sobald eine Zelle von Viren besetzt ist, bilden sich Interferone, Substanzen, die ihrerseits die natürlichen Killerzellen zu Hilfe rufen. Diese docken an der virusinfizierten Zelle an und töten sie. Aber nicht wie die Fresszellen, die sie verschlingen, sondern indem sie ein Loch in die Zellwand schlagen, damit deren Inhalt herausfließt. Damit ist für die natürlichen Killerzellen der Fall auch schon erledigt. Sie jagen weiter zum nächsten Einsatzort. Den Müll, den sie fabrizieren, müssen die Fresszellen beseitigen. So arbeiten diese beiden Abwehrspezialisten Seite an Seite gegen den Feind.

Kommen wir zur spezifischen Abwehr, auch erworbene oder adaptive Abwehr genannt. Sie wird im Laufe unseres Lebens gebildet. Die Hauptrolle in dieser zweiten Verteidigungslinie spielen die Lymphozyten, die weißen Blutzellen, die ebenfalls von den Stammzellen des Knochenmarks abstammen.

Ein Lymphozyt hat die Aufgabe, sich den eindringenden Krankheitskeim, der auch als Antigen bezeichnet wird, näher anzuschauen, ihn auf seine charakteristischen Merkmale hin zu untersuchen. Dabei kann ein Lymphozyt immer nur eine einzige Art von Fremdkörper identifizieren. Nach erfolgter Kontaktaufnahme zwischen Lymphozyt und Antigen teilt sich der Lymphozyt. Die neuen Zellen teilen sich wieder und wieder, und alle haben den Vorteil, dass sie die Information, die die Erstzelle vom Antigen bekommen hat, komplett weitergeben. So entsteht innerhalb weniger Tage ein riesiges Heer von Lymphozyten, die dieses spezielle Antigen bekämpfen können. Dabei spalten sich die so entstehenden Kampfgruppen wiederum in zwei Lager. Im ersten Lager kümmern sich die Zellen sofort um die Vernichtung der Krankheitserreger. Im zweiten Lager wird das Gedächtnis der Zellen entwickelt. Sollte ein solches Antigen in ein paar Monaten oder gar Jahren erneut in den Körper eindringen, werden eben jene Spezialeinheiten der Lymphozyten auf der Stelle und in großer Zahl antreten, um den Feind zu vernichten. Diese zweite Gruppe mit ihren Gedächtniszellen sorgt dafür, dass beim Menschen bestimmte Krankheiten nur einmal im Leben ausbrechen (z.B. Kinderkrankheiten wie etwa Windpocken). Auf diesem Prinzip beruht im übrigen auch die Schutzimpfung. In abgeschwächter Form werden dem Körper Krankheitserreger injiziert. Die Lymphozyten greifen diese an, vernichten sie und bilden Gedächtniszellen. Ein zweiter Angriff dieser Krankheitserreger wird damit im Keim erstickt.

Doch nicht nur die Lymphozyten sind pfiffig, auch Krankheitserreger kennen so manchen Trick, um die Abwehrzellen auszuschalten. Die Erreger verändern einfach ihre Oberflächenstruktur und sind damit für die Lymphozyten zu anderen Zellen geworden. Beispiel Grippeerreger: Sie kommen in ständig veränderter Form daher, sodass die Lymphozyten und die Gedächtniszellen mit ihrer Arbeit immer wieder von neuem beginnen müssen. Diese permanente Umbildung macht deshalb auch eine jährliche Grippeschutz-Impfung notwendig.

Die wichtigsten Zelltypen der erworbenen Immunabwehr sind die T- und B-Zellen, von denen es eine ganze Reihe von Untergruppen gibt, die unterschiedliche Aufgaben wahrnehmen. Die T-Zelle reift nach der Entstehung in den Stammzellen des Knochenmarks in der Thymusdrüse heran – daher das »T«. Der Name für die B-Zelle wurde der Fauna entlehnt. Bei Vögeln reift diese Zelle in der Bursa Fabricii, einem Organ nahe des Darmausgangs, und bekam daher den Kurznamen B-Zelle. Da es beim Menschen kein derartiges Organ gibt, hat man der Einfachheit halber diesen Namen übernommen.

Beim Kontakt mit einem Antigen ist die B-Zelle in der Lage, sich zu einer Plasmazelle zu entwickeln und große Mengen von sogenannten Immunglobulinen zu produzieren. Das sind Antikörper, von denen es fünf Hauptgruppen gibt, die sich jeweils wieder in weitere Untergruppen mit ganz spezifischen Aufgaben teilen. Die fünf Gruppen tragen die Abkürzungen IgA (Ig = Immunglobulin, die Großbuchstaben bezeichnen die Hauptgruppen), IgD, IgE, IgG und IgM.

Die IgA-Antikörper sind für den Schutz der Schleimhautoberflächen zuständig und tummeln sich im Blut und in Körpersekreten, in den Augen, der Nase, der Lunge, dem Magen-Darm-Trakt, um sämtliche Mikroorganismen abzuwehren. Außerdem findet man diese Antikörper auch in der Muttermilch.

Welche Funktion die IgD-Antikörper genau haben, ist nicht ganz klar, da sie auch nur in sehr geringer Zahl im Blut kreisen. Vermutlich helfen diese Zellen bei der Produktion weiterer Immunglobuline mit.

Ebenfalls selten treten die IgE-Antikörper in Erscheinung. Sie lösen eine akute allergische Reaktion aus und sind somit für unser Abwehrsystem mehr schädlich als nützlich. Andererseits sind sie bei der Bekämpfung von Wurmparasiten von Bedeutung.

Besonders wachsam arbeiten die IgG-Antikörper, die am häufigsten im Körper zu finden sind. Sie sind für die Bereiche außerhalb des Blutes zuständig, halten Wache in der Rückenmarks- und Bauchraumflüssigkeit und im Augenkammerwasser. IgG ist das einzige Immunglobulin, welches eine werdende Mutter direkt auf ihr ungeborenes Kind überträgt. Es gelangt über die Plazenta in den Blutkreislauf des Fetus und schützt ihn vor Bakterien und Mikroorganismen, bis er eigene Antikörper bilden kann.

Ganz vorne in der Verteidigungslinie stehen die IgM-Antikörper, sie reagieren am schnellsten auf jedwede Infektion. Sie zirkulieren im Blut, nicht aber in Organen und Geweben. Diese Antikörper werden z.B. auch in großer Zahl bei einer Impfung gebildet.

Der wichtigste Unterschied zwischen dem angeborenen und dem erworbenen Immunschutz: Die angeborene Abwehr greift Krankheitserreger auf der Stelle an, ist aber nicht in der Lage, besondere Typen zu identifizieren. Im Gegensatz dazu reagiert die erworbene Abwehr zeitlich versetzt, dafür aber gezielter und massiver.

Dieser kurze und stark vereinfachende Streifzug zeigt bereits, wie komplex unser Immunsystem arbeitet. Es bedarf der Unterstützung des Menschen, damit es diese Leistung so effizient wie möglich erbringen kann. Um diese diffizile Maschinerie wirklich reibungslos am Laufen zu halten, müsste der Mensch entsprechend vernünftig leben. Aber leider ist es mit der Umsicht und der Besonnenheit, was den Umgang mit dem eigenen Körper angeht, nicht immer zum Besten bestellt, sodass unser Immunsystem trotz des unermüdlichen Einsatzes an der Front Lücken aufweisen kann. Wie ich Ihnen schon zu Beginn des Kapitels sagte, funktioniert jedes Immunsystem nur so gut, wie es behandelt wird. Je fahrlässiger Sie mit ihm umgehen, desto weniger wird es leisten können.

> Unser Immunsystem ist rund um die Uhr im Einsatz. Damit keine Lücken an der Verteidigungsfront entstehen, sollten Sie es gut behandeln.

Feinde des Immunsystems

Es gibt eine ganze Reihe von Angreifern, die dem Immunsystem das wirksame Arbeiten erschweren. Zu den ärgsten Widersachern, die die Abwehrfront schwächen können, gehören Nikotin, Alkohol, Stress, mangelnder Schlaf und eine unausgewogene Ernährung. Also im Grunde genommen alles, was zum Leben eines sogenannten modernen Menschen gehört. Wir haben es selbst in der Hand, ob unsere Abwehr stark und jederzeit einsatzbereit ist oder nur mit halber Kraft arbeiten kann.

Das gilt natürlich auch für die Zystitis. Jede Abwehrschwäche wird von den Bakterien ausgenutzt, sich rasch zu vermehren, und am Ende steht die Blasenentzündung. Über die anderen Gründe, warum ein Immunsystem nicht oder nur eingeschränkt funktioniert, haben Sie bereits gelesen. Dazu gehören immunbelastende Medikamente, Stoffwechselstörungen, wie Diabetes und Gicht, sowie chronische Infektionsherde.

Und nun will ich Sie nicht länger auf die Folter spannen. In den nachfolgenden Kapiteln sollen Sie erfahren, wie Sie auf natürliche Weise diese lästige und schmerzhafte Erkrankung wirkungsvoll in den Griff bekommen.

Behandlung der kranken Blase

Trinken, trinken und nochmals trinken

Wenn Sie das erste Brennen bemerken, greifen Sie zur Flasche. Zur Wasserflasche, wohlgemerkt. Denn das oberste Gebot bei einer Blasenentzündung lautet: Trinken, trinken und nochmals trinken. Und zwar mindestens vier Liter täglich. Davon sollten ein Liter aus Heiltees bestehen und die restlichen drei aus kalorienarmer, ungesüßter Flüssigkeit. Je mehr Sie trinken, um so größer sind die Chancen, die unerwünschten Keime aus dem Körper zu spülen. Hier kommt die schon erwähnte kurze Harnröhre den Frauen tatsächlich zugute. Denn so schnell, wie die Bakterien eindringen, so rasch wird man sie durch gezieltes Ausschwemmen auch wieder los. Aber diese Maßnahme funktioniert nur dann, wenn Sie etwa alle zwei bis drei Stunden ausreichend Urin ausscheiden. Und das wiederum geht eben nur über eine hohe Flüssigkeitsaufnahme. Auf Alkohol, Kaffee und Zitrussäfte müssen Sie konsequent verzichten, denn diese Getränke reizen die ohnehin schon gereizte Blase noch mehr.

> **Trinken Sie pro Tag möglichst vier Liter Flüssigkeit.**

Stellen Sie immer ein gefülltes Glas in Ihre Reichweite und trinken Sie alle 30 Minuten, auch wenn es Ihnen anfangs schwer fällt. Am besten sind ungesüßte Tees (Bakterien lieben Zucker!), zuckerfreie Säfte und Mineralwässer.

Ein Getränk, das zur Bekämpfung der Blaseninfektion wie gemacht scheint, ist der **Preiselbeersaft**. Die Ureinwohner Nordamerikas haben mit den Früchten ihre Wunden desinfiziert. Die Äbtissin und Heilkundige Hildegard von Bingen (1098-1179) hat schon zu ihrer Zeit die medizinische Wirkung der Preiselbeere gekannt und einen Blasentee aus den Blättern des Strauches gekocht. Doch erst Anfang der 20er Jahre im letzten Jahrhundert nahmen amerikanische Ärzte die Preiselbeere unter die medizinische Lupe und entdeckten die antibiotischen Kräfte der Früchte. Es dauerte aber noch bis 1994, bis an der New Jersey City University jene Substanzen gefunden wurden, die als natürliches Antibiotikum wirken: die Antocyane. Sie verhindern, dass Bakterien an der Blasenwand überhaupt erst andocken; stattdessen werden sie gleich mit dem Harn ausgeschwemmt. Eindrucksvoll unterstreicht eine finnische Studie die Wirkung der Preiselbeere. 150 Frauen mit einer Harnweginfektion, hervorgerufen durch E. coli, wurden in drei Gruppen unterteilt. Eine Gruppe trank sechs Monate lang täglich 50 ml Preiselbeersaft. Eine zweite Gruppe bekam wöchentlich ein Getränk mit einem Lactobacillus, der die Darmbesiedelung beeinflussen sollte. Die dritte Gruppe wurde nicht behandelt. Nach sechs Monaten hatten in der Preiselbeergruppe nur 16 Prozent der Frauen einen Rückfall erlitten, in der Lactobacillus-Gruppe waren es 39 Prozent und 36 Prozent in der unbehandelten Gruppe. Es gibt also gute Gründe, Preiselbeersaft in Ihr Trinkprogramm aufzunehmen.

Einen ähnlichen Effekt scheinen auch Heidelbeeren und Himbeeren zu haben. Auch deren Inhaltsstoffe verhindern das Andocken der Bakterien.

Trinken Sie über den Tag verteilt etwa einen Viertelliter Preiselbeersaft. Wenn möglich, selbstgepressten. Denn der Saft aus dem Supermarkt hat einen sehr hohen Zuckergehalt, was die Bakterien freut, weil Zucker ihr bevorzugtes Milieu bildet. Falls Sie keine frischen Beeren bekommen, fragen Sie in der Apotheke oder im Reformhaus nach zuckerfreiem Preiselbeersaft oder -konzentrat (Konzentrat nach Vorschrift verdünnen und trinken).

Um das schmerzhafte Brennen und Stechen beim Wasserlassen zu lindern, empfiehlt sich Natriumhydrogencarbonat, das Ihnen sicherlich besser unter dem Namen »Natron« bekannt ist. Es mildert den Säuregehalt des Urins. Dafür können Sie ganz normales Hausnatron verwenden. Lösen Sie einen gestrichenen Teelöffel in einem Glas kaltem oder lauwarmem Wasser auf. Trinken Sie drei bis vier Stunden lang jeweils pro Stunde ein Glas.

Sehr gut geeignet ist auch warmes Apfelessigwasser, das antibakteriell und entzündungshemmend wirkt. Ähnlich wie das Natron mildert es außerdem den Säuregehalt des Urins. Darüber hinaus stimuliert Apfelessig den Stoffwechsel und die Ausleitung der Schlacken- und Giftstoffe über die Haut. Auf diese Weise werden die Nieren entlastet und deren Leistung erhöht. Geben Sie zwei Teelöffel Apfelessig in ein Glas warmes Wasser und trinken Sie davon zwei Gläser täglich.

Behandlung der kranken Blase

> Preiselbeersaft ist ideal zur Bekämpfung der Blasenentzündung. Natron und warmer Apfelessig verhindern das schmerzhafte Brennen beim Wasserlassen.

Um die gereizte und entzündete Blasenwand zu beruhigen, sollten Sie einmal *Gerstenwasser* ausprobieren. Das Verfahren ist zwar etwas aufwendig, wirkt aber sehr gut. 100 g ganze Gerste in einen Topf geben, mit Wasser abdecken und zum Kochen bringen. Nach dem Aufkochen die Gerste durch ein Sieb geben und das erste Kochwasser abgießen, um eventuelle Rückstände von den Getreidekörnern zu entfernen. Die aufgekochte Gerste mit einem Liter frischem Wasser übergießen und 15 g gut gewaschene Zitronenschale hinzufügen. Von Zeit zu Zeit etwas Wasser nachgießen, damit die Gerste immer mit etwas Wasser bedeckt ist. Das Ganze so lange bei milder Hitze köcheln lassen, bis die Gerste weich ist. Vom Herd nehmen und warten, bis das Wasser lauwarm ist. Danach abgießen und das Gerstenwasser möglichst ungesüßt trinken. Mehrmals täglich eine Tasse.

Einen reinigenden Effekt auf die Blase haben *Birken- und Schachtelhalmsäfte* (auch »Zinnkraut« genannt), die Sie in der Apotheke oder im Reformhaus bekommen. Nehmen Sie zwei- bis dreimal täglich einen Esslöffel Birkensaft, verdünnt mit Wasser (ein Teil Birkensaft, sechs Teile Wasser) ein. Dieselbe Rezeptur gilt auch für den Schachtelhalm.

Natürlich müssen Sie nicht sämtliche Getränke zu sich nehmen, die ich Ihnen vorstelle. Da Sie aber sehr viel trinken sollen, fällt die Auswahl üppig aus, denn dann ist garantiert etwas für Sie dabei. Außerdem sind alle Getränke beliebig miteinander kombinierbar.

Phytotherapie: Heilen mit Pflanzen

Was Sie aber auf jeden Fall in Ihre Getränkeration aufnehmen sollten, sind zwei oder drei verschiedene Tees. Sie sollen ja über den Tag verteilt einen Liter an Heiltee trinken, wenn Sie mögen, natürlich auch mehr. Tees zählen zu den bewährten Klassikern bei einer Blasenentzündung, denn ihre sanfte diuretische (harntreibende) Wirkung ist unumstritten. Ich habe Ihnen eine ganze Reihe von Teerezepten zusammengestellt, damit Sie eine Auswahl haben. Probieren Sie aus, welcher Ihnen am besten schmeckt. Einige Pflanzen sind ein wenig exotisch, wie Bucco und Boldo, sodass es möglicherweise mühsam wird, sie zu bekommen. Aber der Vollständigkeit halber werde ich Ihnen auch diese Rezepturen nennen.

Bevor Sie in die Apotheke gehen, um sich Teekräuter zu besorgen, sollten Sie folgendes beachten: Wer eine eingeschränkte Herz- oder Nierentätigkeit hat, darf eine solche Durchspülungstherapie nur nach ärztlicher Absprache durchführen! Denn mit diesen pflanzlichen Diuretika werden auch Elektrolyte (Blutsalze) ausgeschieden, wie Natrium und Kalium. Der Natriumverlust ist harmlos, ja sogar erwünscht, weil ein Ausgleich durch das Kochsalz, das wir täglich mit der Nahrung aufnehmen, stattfindet. Sehr viel problematischer für den Organismus ist der Kaliumverlust. Denn nur ein ausgeglichener Kaliumgehalt im Blut gewährleistet eine ungestörte Herzfrequenz. Eine Unterversorgung kann zu schweren Herzrhythmusstörungen führen.

> **Herz- und Nierenkranke dürfen die Durchspülungstherapie nur nach Absprache mit ihrer Ärztin oder ihrem Arzt durchführen!**

Kalium wird vorwiegend über die Nieren ausgeschieden. Bei einer Funktionsstörung der Nieren können diese nicht mehr genügend Flüssigkeit ausscheiden, sodass das Kalium auf ein gefährliches Niveau ansteigt. Das kann ebenfalls Herzrhythmusstörungen auslösen, im schlimmsten Falle einen Herzstillstand zur Folge haben.

Viele der Heilkräuter enthalten außerdem ätherische Öle, die zwar die Keime in den Harnwegen abtöten, aber gleichzeitig die Nieren reizen. Auch das kann bei einer Nierenfunktionsstörung zu unerwünschten Nebenwirkungen führen. Deshalb noch einmal der Hinweis: Wenn Sie Probleme mit den Nieren oder dem Herzen haben, bitte vor einer Durchspülungstherapie unbedingt Ihre Ärztin oder Ihren Arzt konsultieren!

Rezepte für harntreibende Tees

Eine Tasse Wasser entspricht in meinen Rezepten 150 ml Wasser.

Wenn Herz und Nieren gesund sind, können Sie sich getrost der Pflanzenheilkunde anvertrauen. Zum Beispiel dem Ackerschachtelhalm. In den antiken Medizinschriften gibt es keinen Verfasser, der diese Pflanze nicht ausdrücklich wegen ihrer harntreibenden und blutstillenden Wirkung lobte. Heute ist der Schachtelhalm ein beliebter Bestandteil von Teemischungen, die eine kräftige Durchspülung von Nieren, Blase und ableitenden Harnwegen bewirken. Sie können ihn bei akuten Blasenentzündungen auch als Alleinmittel verwenden.

■ Zwei Teelöffel des getrockneten Krautes in einen Topf geben und mit einer Tasse kochendem Wasser übergießen. Fünf Minuten köcheln, 10 Minuten ziehen lassen, danach abseihen. Empfehlenswert sind drei Tassen täglich.

Vom Ackerschachtelhalm zum Ackerstiefmütterchen ist es nur ein kurzer Weg. Diese Blume, auch als »Wildes Stiefmütterchen« oder »Dreifaltigkeitsblümchen« bezeichnet, findet man, wie der Name schon sagt, auf Äckern und Wiesen, an Wegen und Feldrändern. Im Mittelalter wurde sie vor allem in der Kinderheilkunde, bei Milchschorf, Keuchhusten oder Bauchschmerzen, eingesetzt. Heute spielt die Pflanze zwar nur noch eine bescheidene Rolle in der

Phytotherapie, doch soll ihre harntreibende und schmerzlindernde Wirkung nicht unerwähnt bleiben.

■   Zwei Teelöffel getrocknetes Kraut mit einer Tasse kochendem Wasser übergießen, eine Viertelstunde ziehen lassen, abseihen. Dreimal täglich eine Tasse trinken.

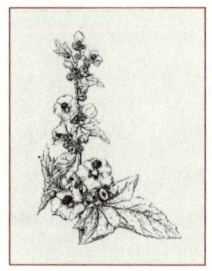

Schon Hippokrates schwärmte von den vielfältigen Eigenschaften des Echten Eibisch, einem Malvengewächs, das heute unter Naturschutz steht. Ursprünglich stammt die Pflanze aus dem Mittelmeerraum, sie ist aber inzwischen auch bei uns heimisch geworden. Der Eibisch, den Sie bei uns in der Apotheke kaufen können, stammt aus Kulturen aus Bulgarien, Belgien und den GUS-Staaten. Die Pflanze hat gleich zwei Funktionen: Der hohe Anteil an Schleimstoffen, vor allem in den Wurzeln (bis zu 35 Prozent), legt sich wie ein Schutzfilm auf die entzündete Schleimhaut, und der Wirkstoff Asparagin wirkt harntreibend.

■   Einen Esslöffel Eibischwurzeln mit einer Tasse kaltem Wasser übergießen. Unter gelegentlichem Umrühren 30 Minuten stehen lassen. Danach durch ein Sieb gießen und nur leicht erwärmen nicht kochen, sonst gehen die wertvollen Inhaltsstoffe verloren. Sie können davon drei bis vier Tassen täglich trinken.

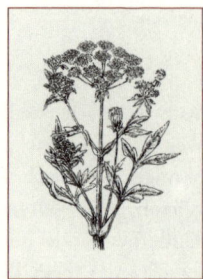

Selbst wenn Sie die folgende Pflanze namentlich nicht kennen, ihr Geruch ist Ihnen mit Sicherheit vertraut: Liebstöckel, im Volksmund auch »Maggikraut« genannt. Kein Wunder, erinnert doch ihr Duft an eine geöffnete Maggiflasche. Hildegard von Bingen verwendete das Kraut gegen Halserkrankungen. Die Kräuterkundigen des 16. Jahrhunderts schwörten auf das Doldengewächs bei der Behandlung von Schlangenbissen, Melancholie, kaltem Magen und Halsschmerzen. Heute wird die Pflanze vorwiegend wegen ihrer starken harntreibenden Wirkung eingesetzt.

- Zwei Teelöffel feingeschnittene Wurzeln des Liebstöckelkrautes mit einer Tasse kochendem Wasser übergießen. Bedeckt etwa 15 Minuten ziehen lassen, abseihen und noch warm trinken.

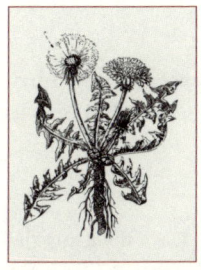

Der Löwenzahn wächst ja fast vor jeder Haustür. Im Mittelalter wurde er als probates Mittel bei Galle- und Leberleiden erwähnt. Wegen seines Durchspüleffektes wird er heute gerne im Frühjahr im Rahmen einer Blutreinigungskur getrunken. Der große Vorteil dieser Pflanze: Durch ihren hohen Anteil an Kalium ist sie nierenfreundlich. Die Menge, die sie durch ihre diuretische Wirkung an Kalium ausschwemmt, wird gleichzeitig ersetzt.

> Löwenzahn gehört zu den nierenfreundlichen Pflanzen, da durch seinen hohen Kaliumgehalt das ausgeschwemmte Kalium sogleich ersetzt wird.

- Zwei Teelöffel gehackte Löwenzahnwurzel mit einer Tasse Wasser ansetzen, kurz aufkochen und etwa 15 Minuten ziehen lassen. Danach durch ein Teesieb geben. Morgens und abends eine Tasse warm trinken.

Im Grad der Verbreitung dürfte die Brennnessel den Löwenzahn sogar noch übertreffen. Sie ist eine altbekannte Pflanze, die in der Antike und im Mittelalter gegen Geschwüre, Drüsenschwellungen, zur Blutverbesserung, bei rheumatischen Beschwerden, als harntreibendes Mittel und für vieles andere mehr eingesetzt wurde. Die moderne Pflanzenheilkunde bedient sich der Brennnessel zur erfolgreichen Behandlung von gutartigen Prostatavergrößerungen, zur Anregung des Stoffwechsels und eben als harntreibendes Mittel.

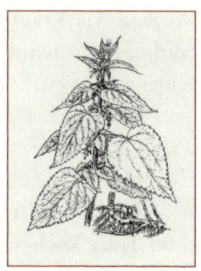

- Vier Teelöffel Brennnesselkraut mit einer Tasse heißem Wasser übergießen und nach 10 Minuten durchseihen. Sie können ruhig drei bis vier Tassen täglich trinken. Aber immer frisch zubereiten.

Maiskolben kennen mit großer Wahrscheinlichkeit alle. Dass man aus den Griffeln, das sind die seidigen Fäden, die den Maiskolben umgeben, Tee zubereiten kann, ist allerdings weniger bekannt. Auch der Maisgriffel enthält Kalium und ist damit nierenfreundlich.

- Für den Aufguss einen Teelöffel Maisgriffelkraut mit einer Tasse siedendem Wasser übergießen und 15 Minuten zugedeckt stehen lassen, danach abseihen. Empfehlenswert sind drei Tassen täglich.

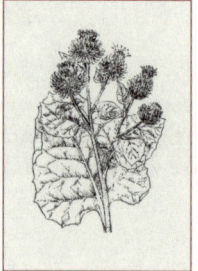

Die Kräuterspezialisten des Mittelalters lobten die Große Klette als harntreibendes Mittel, als Heilmittel bei schuppiger Haut, bei Lungengeschwüren, Gicht, Rheuma, Haarausfall, schlecht heilenden Wunden. Eine breite Einsatzpalette, wie Sie sehen. Heute ist diese Pflanze in Vergessenheit geraten. Zu unrecht, denn ihre harntreibende Wirkung ist sehr groß. Möglicherweise wird es nicht ganz einfach sein, die entsprechende Wurzelmischung zu bekommen. Aber ein Versuch in der Apotheke oder in einem Teeladen lohnt auf jeden Fall.

■ Einen Teelöffel Wurzeln mit einer Tasse Wasser zum Kochen bringen, 15 Minuten auf kleiner Stufe kochen, abseihen. Dreimal täglich eine Tasse warm trinken.

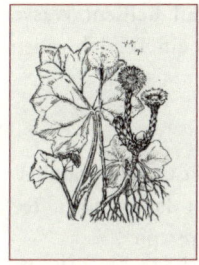

Seine Wirkung als Hustenmittel war schon zu Zeiten Hippokrates' legendär und überzeugte später sowohl Hildegard von Bingen als auch den berühmten Pfarrer Kneipp: der Huflattich – mit seinem hustenstillenden und schleimlösenden Effekt. Er wird aber auch als mildes harntreibendes Mittel eingesetzt. Zudem enthalten die Blätter der Pflanze das Spurenelement Zink, das Entzündungen entgegenwirkt.

■ Zwei Teelöffel getrocknete Blätter mit einer Tasse heißem Wasser übergießen, 10 Minuten ziehen lassen. Abseihen und so heiß wie möglich trinken. Dreimal täglich.

Als schmückende Blume, gerne als Muttertagsgeschenk verwendet, hat die Hortensie einen festen Platz in unserem Pflanzengarten. Die schönen großen Blüten eignen sich auch gut für Trockensträuße. Doch neben dieser dekorativen Komponente hat die baumartige Hortensie auch einen heilenden Effekt. Als Tee wirkt sie harntreibend und verhindert Steinbildung. Ebenso wird sie bei einer vergrößerten oder entzündeten Prostata eingesetzt. Wenn Sie einen Hortensientee probieren wollen:

■ Zwei Teelöffel getrocknete Wurzeln mit einer Tasse Wasser zum Kochen bringen. Etwa 15 Minuten leicht köcheln lassen, abseihen und dreimal täglich eine Tasse warm trinken.

Die Orthosiphonblätter haben ihre Heimat in Asien, Nordaustralien und den tropischen Regionen Amerikas. In Indien werden die Kräuter schon seit Jahrhunderten als Arzneimittel verwendet. In Europa entdeckte man ihren medizinischen Effekt erst Ende des 19. bzw. Anfang des 20. Jahrhunderts. Seither gelten die Orthosiphonblätter, auch »Katzenbart« genannt, als hervorragendes Mittel bei einer Zystitis, zumal sie gleichzeitig desinfizierend wirken. Fast alle fertigen Teemischungen gegen Blasenleiden aus der Apotheke enthalten dieses Heilkraut. Falls Sie die Pflanze für ein Alleinrezept verwenden:

■ Einen gehäuften Teelöffel des Krauts mit 150 ml heißem Wasser übergießen, stehen lassen und nach 15 Minuten durch ein Teesieb geben. Drei Tassen über den Tag verteilt trinken.

Sie können die harntreibende Wirkung erhöhen, indem Sie Orthosiphonblätter 1:1 mit Löwenzahn oder Birkenblättern mischen und daraus einen Teeaufguss machen. Die Zubereitung erfolgt wie beim Alleinrezept.
Empfehlenswert ist auch folgende Mischung, wenn es um grundsätzliche Befindlichkeitsstörungen im Bereich Niere, Blase und ableitende Harnwege geht:

■ 30 g Orthosiphonblätter, dazu jeweils 20 g Bärentraubenblätter, Birkenblätter, Schachtelhalmkraut, Goldrutenkraut und Melissenblätter. Von dieser Mixtur zwei gehäufte Teelöffel mit einem Viertelliter heißem Wasser übergießen. 15 Minuten ziehen lassen. Davon drei bis fünf Tassen über den Tag verteilt trinken.

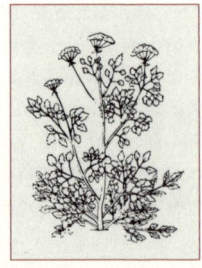

Ob kraus oder glatt, die **Petersilie** dient eigentlich eher als universelles Gewürz in der Küche oder als Dekoration. Doch bevor das Kraut Einzug in Schüsseln und Töpfe hielt, war es bei den alten Griechen und Römern als Medizin bekannt und beliebt: Es wurde zur Blutreinigung ebenso eingesetzt wie als fiebersenkendes Mittel. Erst sehr viel später entdeckte man die diuretische Wirkung der Petersilie.

Achtung! Petersilie hat eine äußerst anregende Wirkung auf die Gebärmutter. Deshalb nicht in der Schwangerschaft anwenden!

- Für einen Blasentee können sowohl Wurzeln als auch Blätter verwendet werden. Ein bis zwei Teelöffel davon mit einer Tasse kochendem Wasser übergießen und 10 Minuten in einem geschlossenen Gefäß ziehen lassen. Den Aufguss durch ein Sieb gießen. Dreimal täglich eine Tasse trinken.

Rezepte für harntreibende *und* antibakterielle Tees

Eine Sonderstellung unter den harntreibenden Tees nehmen die Aufgüsse der folgenden Heilpflanzen ein. Sie spülen nicht nur die Harnwege kraftvoll durch, sondern sind auch in der Lage, das Bakterienwachstum zu hemmen und damit ein weiteres Ausbreiten der Entzündung zu verhindern.

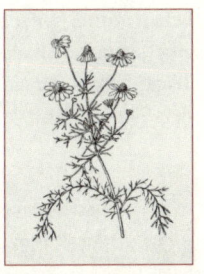

Die vielseitigste Pflanze, die wir kennen, setze ich auch gleich an den Anfang: die Kamille. Sie ist schon seit Urzeiten bekannt. Im alten Ägypten wurde sie als »Blume des Sonnengottes« verehrt, Griechen und Römer setzten sie gegen Fieber, Gelbsucht und Nierenleiden ein. In Deutschland wird sie seit dem 16. Jahrhundert gegen klassische Frauenleiden eingesetzt, beispielsweise bei Erkrankungen im Wochenbett, bei Harn- und Nierenleiden, Menstruationsbeschwerden, zur Behandlung von Säuglingen und Kleinkindern. Seit ihrer Entdeckung hat die Kamille an Bedeutung eher dazu gewonnen. In umfangreichen Studien wurde ihre entzündungshemmende, krampflösende und antibakterielle Wirkung mehrfach bestätigt, sodass ihr Einsatzbereich ein enormes Spektrum abdeckt, von Zahnfleischentzündungen über Schnupfen, Verdauungsstörungen, Schlafproblemen, Halsschmerzen, Haut- oder Augenleiden. Die Liste ist schier endlos, und es wundert nicht, dass die Kamille auch erfolgreich bei Blasenentzündungen eingesetzt wird.

■ Zwei Teelöffel getrocknete Blüten mit einer Tasse kochendem Wasser übergießen, 10 Minuten ziehen lassen, abseihen und möglichst warm trinken – so oft wie Sie wollen.

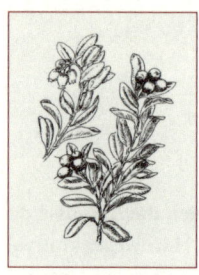

Als einer der wirkungsvollsten Tees gilt ein Aufguss aus **Bärentraubenblättern**. Der entscheidende Bestandteil dieses Heidekrautgewächses ist Arbutin, das sich in alkalischem (nichtsaurem) Harn in Hydrochinon spaltet. Diese Substanz ermöglicht die desinfizierende Wirkung. Diese erreichen Sie aber nur, wenn Sie keine säurebildenden Getränke und Speisen zu sich nehmen, wie z.B. Süßwaren, Fleisch, Milchprodukte und Getreide. Es dauert natürlich seine Zeit, bis diese Wirkung über die Lebensmittel einsetzt. Bei akuten Blasenentzündungen ist jedoch Eile, also eine schnelle Alkalisierung des Urins geboten. Dafür gibt es einen einfachen Trick: Setzen Sie jeder Tasse Tee eine Messerspitze Natron hinzu. Das mindert den Säuregehalt.

> Zur raschen Alkalisierung des Harns dem Tee eine Messerspitze Natron hinzufügen.

■ Einen Teelöffel Bärentraubenblätter in 150 ml Wasser etwa 15 Minuten lang köcheln lassen, danach durch einen Kaffeefilter sieben. Drei- bis viermal täglich eine Tasse trinken. Der Tee kann auch kalt angesetzt werden: Zwei Teelöffel Bärentraubenblätter mit zwei Tassen kaltem Wasser übergießen, zugedeckt drei Stunden ziehen lassen, dann abseihen, vor dem Trinken anwärmen.

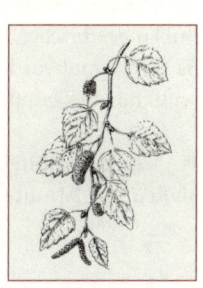

Birkenblätter fördern die Harnbildung, ohne die Nieren zu reizen. Dieser Baum wächst nur in nördlichen Regionen, sodass er den Griechen und Römern als Heilpflanze unbekannt war. Im frühen und späten Mittelalter wurde der aus der Birke gewonnene Saft als Tee oder Tinktur bei den verschiedensten Krankheiten angewandt – wie Gicht, Gelbsucht, Durchfall, Ruhr oder Hautleiden. Auch Hildegard von Bingen nutzte die Heilkraft der Birke und verwendete den Saft, um Wunden zu schließen. Obwohl in unseren Regionen kein Mangel an Birken besteht, stammen die Heiltees, die in den Apotheken angeboten werden, aus den Balkanländern, der GUS und aus China. Sie können Birkenblätter aber auch selbst sammeln. Holen Sie sich die zarten Blätter im Mai oder Juni und lagern Sie sie auf einem Leinentuch an einem luftigen, schattigen Ort.

■ Einen Esslöffel getrocknete Birkenblätter mit 150 ml heißem Wasser übergießen, ziehen lassen, nach 15 Minuten durch ein Teesieb gießen. Drei bis vier Tassen täglich trinken.

Boldo ist in Europa eine relativ unbekannte Pflanze und stammt aus den Andenregionen von Chile und Peru, auch in Marokko ist sie heimisch. Mit ein bisschen Glück bekommen Sie die getrockneten Blätter in der Apotheke oder in einem Teeladen. Das Kraut hat neben der harntreibenden und antibakteriellen auch eine beruhigende Wirkung auf die Harnregion, zudem schützt es die Schleimhäute vor eindringenden Bakterien.

■ Einen Teelöffel des getrockneten Krautes mit einer Tasse kochendem Wasser übergießen. Nach 10 Minuten durch ein Sieb geben. Pro Tag drei Tassen trinken.

Ebenfalls wenig bekannt ist der Buccostrauch aus der südafrikanischen Kap-Provinz. Dabei sind die Blätter aufgrund ihrer harntreibenden Eigenschaften ideal bei Blasenentzündungen. Versuchen Sie doch einmal, das Kraut in Ihrer Apotheke zu erhalten. Das Öl des Buccostrauches (manchmal wird er auch Bukku geschrieben, der lateinische Name der Pflanze lautet »Barosma betulina«) ist verantwortlich für den Entwässerungseffekt und gleichzeitig ein Antiseptikum, bekämpft also die Keime.

- Zwei Teelöffel der Blätter mit einer Tasse kochendem Wasser übergießen, 10 Minuten ziehen lassen. Dreimal täglich eine Tasse trinken.

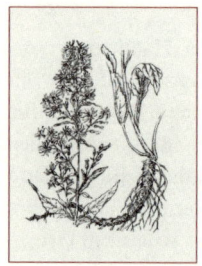

Bereits im Mittelalter war die Goldrute als außerordentlich harntreibendes Mittel bekannt, und bis heute hat diese Pflanze nichts an Bedeutung verloren. Im Gegenteil. Sie wird nicht nur bei Blasenentzündungen, sondern wegen ihrer antiseptischen Wirkung auch bei Katarrhen der oberen Atemwege eingesetzt. Außerdem spielt die Goldrute inzwischen eine wichtige Rolle in der Rheumatherapie.

- Zwei Teelöffel Kraut mit siedendem Wasser übergießen und nach 15 Minuten durch ein Teesieb geben. Bis zu vier Tassen täglich trinken.

Die erste gesicherte Erwähnung über die Heilkraft der Queckenwurzel bei Harnwegproblemen findet sich im Kräuterbuch des Jacobus Theodorus Tabernaemontanus (1522-1590). Heute weiß man ihre schleimhautschützenden und reizlindernden Eigenschaften immer noch sehr zu schätzen.

- Zwei Teelöffel des Wurzelstocks mit einer Tasse Wasser ansetzen, zum Kochen bringen und 10 Minuten leise köcheln lassen. Danach abseihen und dreimal täglich eine Tasse trinken. Um die Wirkung der

Queckenwurzel zu unterstützen, kann sie mit Bucco, Bärentraube oder Schafgarbe gemischt werden.

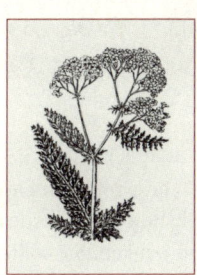

In der Volksmedizin wurde die Schafgarbe früher als »Heil aller Welt« bezeichnet. Kein Wunder. Die Pflanze wurde gegen fast alle Leiden eingesetzt: Zur Blutstillung, bei Unterleibskrämpfen, Brustverschleimung, Hämorrhoiden, Leber- und Nierenleiden, Gicht, Rheuma und vielem anderen mehr. So groß ist das Spektrum heute nicht mehr. Aber dafür gilt die Schafgarbe als hervorragendes Mittel bei Blasenentzündungen.

■ Zwei Teelöffel des getrockneten Krauts mit einer Tasse kochendem Wasser übergießen, 15 Minuten ziehen lassen. Dreimal täglich so heiß wie möglich trinken.

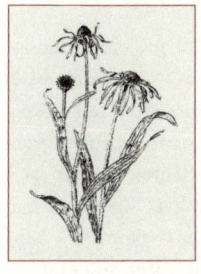

Zu guter Letzt will ich Ihnen noch eine Pflanze vorstellen, die die Ureinwohner Nordamerikas schon seit hunderten von Jahren kennen und schätzen: die Sonnenhutwurzel, vielen vielleicht besser bekannt als Echinacea. Die Wirkstoffe Echinacin und Echinacosid verhindern die Vermehrung von Bakterien, speziell jenen, die einen Harnweginfekt auslösen.

■ Zwei Teelöffel der Wurzel mit einer Tasse Wasser langsam zum Kochen bringen. Etwa 15 Minuten leicht köcheln lassen, dann abseihen und dreimal täglich eine Tasse warm trinken. Sie können die Sonnenhutwurzel nach Belieben auch mit der Bärentraube oder Schafgarbe mischen.

> Zur Durchspülungstherapie gehören Tees wegen ihrer Heilwirkung unbedingt dazu. Suchen Sie sich zwei oder mehr Teesorten aus, die Sie besonders gerne mögen. Dann fällt das Trinken leichter.

Für welche Tees Sie sich entscheiden, ist natürlich immer eine Geschmackssache. Probieren Sie aus, welcher bei Ihnen die beste Wirkung erzielt, welchen Sie besonders gerne mögen, dann fällt es Ihnen auch leichter, genügend davon zu trinken. Sie sollten sich auf jeden Fall zwei Tees aussuchen: einen Tee, der stark harntreibend wirkt, und einen der sowohl harntreibende als auch antibakterielle Eigenschaften hat.

Wärme ist das A und O: »Kind, zieh dich untenrum warm an«

Neben einer ausreichenden Flüssigkeitsaufnahme spielt Wärme eine wichtige Rolle in der Bekämpfung der Zystitis. Kälte ist nämlich ein arger Feind der Blase. Sind Ihre Füße auch nur eine einzige Minute lang unter 15 Grad temperiert, werden alle Schleimhäute eine halbe Stunde lang unzureichend durchblutet. Und auf diesen schlecht durchbluteten Schleimhäuten siedeln sich Bakterien besonders erfolgreich an. Ein nasser Badeanzug, das Sitzen auf kalten Steinen, einer kalten Bank oder – was sehr viel häufiger vorkommt – kalte Füße reichen völlig aus, um eine »Unterkühlung« herbeizuführen und die empfindliche Blasenwand zu entzünden. Deshalb müssen Unterleib und Füße immer warm gehalten werden. Auch wenn es langweilig klingt und aus Omas Mottenkiste stammt: Warme Unterhosen statt seidenzarter Slips, kuschelige Wollsocken statt sexy Seidenstrümpfe sind auch heute noch die besten Mittel gegen die lästige Blasenentzündung.

Überhaupt ist Wärme aller Art im Falle eines Blaseninfektes sehr zu empfehlen. Denn Wärme fördert die Durchblutung, wodurch Spannungen, Verkrampfungen und Verhärtungen gelöst und Schmerzen abgebaut werden. Die gute alte Wärmflasche leistet Ihnen jetzt beste Dienste. Legen Sie sich die Flasche zwischen die Beine oder auf den Unterleib. Sie werden rasch Erleichterung verspüren.

Noch besser ist das schon von Großmutter fleißig benutzte Kirschsteinsäckchen. Diese werden heute in der Apotheke angeboten – die Steine müssen nicht erst, wie zu Omas Zeiten, mühselig zur Kirschernte gesammelt werden. Gegenüber der Wärmflasche hat das Kirschsteinsäckchen den Vorteil, dass es die Wärme länger speichert. Außerdem kann man die kleinen Kerne nach Belieben kneten, drücken und walken, sodass sich das Kissen auch zur Massage eignet. Und Sie können es gleichermaßen zur Wärme- und Kälteanwendung (einfach ins Gefrierfach legen) benutzen. Das Säckchen lässt sich im Backofen oder in der Mikrowelle erhitzen. Im Backofen wird es bei 80 bis 120 Grad rund 15 Minuten erwärmt. In der Mikrowelle genügen zwei bis drei Minuten (bei 600 Watt).

Vielleicht haben Sie auch eine Infrarotlampe zu Hause. Bestrahlen Sie dreimal täglich 15 bis 20 Minuten lang die Unterleibsregion. Achten Sie dabei auf den Abstand. Er sollte etwa 30 cm betragen.

> Wärme aller Art ist Balsam für eine entzündete Blase. Sie entspannt und entkrampft.

Auflagen und Wickel

Noch effektiver werden die Wärmeanwendungen durch verschiedene Auflagen und Wickel mit Zusätzen. Der klassische und wohl am besten bekannte Wickel ist der Wadenwickel bei Fieber. Wie der Name »Wickel« schon sagt, wird dabei ein Körperteil, manchmal sogar der ganze Körper eingewickelt. Die Auflage hingegen wird ausschließlich auf die schmerzende Region aufgelegt.

Eines der ältesten Hausmittel ist die Kartoffelauflage. Kochen Sie für eine

Anwendung drei bis vier mittelgroße Kartoffeln in der Schale, anschließend zerdrücken Sie diese zu einem Brei und wickeln das Ganze in ein Leinentuch. Am besten eignet sich dafür ein Geschirrtuch. Legen Sie die Auflage auf die Unterbauchregion, so heiß, wie Sie es ertragen können, ohne sich zu verbrennen. Auf die Auflage legen Sie ein Handtuch, darüber eine Decke. Die Auflage so lange liegen lassen, wie sie Wärme abgibt. Das dauert in der Regel 10 bis 15 Minuten. Dann die Auflage abnehmen. Packen Sie sich jetzt wieder warm ein, denn danach dürfen Sie keinesfalls auskühlen. Am besten Sie ruhen 30 Minuten nach.

Auch eine **Leinsamenauflage** ist sehr wirksam. Sie brauchen etwa 300 g Leinsamen, der mit Wasser zu einem dicken Brei gekocht wird. Sie müssen immer wieder umrühren, gegebenenfalls etwas Wasser nachgießen, sonst brennt er an. Den heißen Brei auf ein Leinentuch streichen und auf den Unterleib legen. Warm zudecken.

Heiße Heublumensäckchen hat schon der legendäre Pfarrer Kneipp bei seinen Patienten angewandt. Heute müssen die Heublumen nicht mehr mühsam gesammelt werden, sondern Sie bekommen die Säckchen in der Apotheke. Den Beutel über Wasserdampf erhitzen, am besten in einem großen Topf mit Siebeinsatz. Achtung! Das Wasser darf nicht kochen, sonst zersetzen sich die empfindlichen Heublumen. Wenn das Säckchen heiß ist, vorsichtig das überschüssige Wasser ausdrücken und möglichst heiß auf die Blasengegend legen. Zuerst mit einem Handtuch abdecken, darüber eine Wolldecke legen. Sobald das Wärmegefühl nachlässt, die Heublumenauflage entfernen und wieder dick einmummeln. Wenn es geht, möglichst eine Stunde nachruhen.

Von Kneipp ebenfalls sehr geschätzt wurde ein Leibwickel mit **Schachtelhalm**. Fünf Esslöffel Schachtelhalmkraut in einem Liter warmem Wasser ansetzen, aufkochen und 10 Minuten kochen lassen. Während der Tee kocht, legen Sie alles bereit, was Sie benötigen. Auf Ihrem Bett oder Sofa breiten Sie eine Wolldecke und darauf ein großes Tuch aus (dafür können Sie beispielsweise ein Strandhandtuch verwenden). Ins Waschbecken legen Sie ein normal großes Handtuch und darauf ein großes Baumwolltuch, das Sie sich eineinhalbmal um den Leib wickeln können (geeignet ist ein ausrangiertes Bettlaken, das Sie entsprechend zuschneiden können) und das Sie wie eine Ziehharmonika falten. Wenn der Tee fertig ist, abseihen und über die beiden

Behandlung der kranken Blase

Tücher im Waschbecken gießen. Baumwolltuch und Handtuch auswringen, bis es nicht mehr tropft. Nun das Baumwolltuch vollständig um die Nieren- und Blasengegend wickeln. Legen Sie sich auf die vorbereitete Unterlage im Bett und schlagen Sie zuerst das Handtuch über die Auflage und dann die Wolldecke. Ein Kissen unter den Beinen sorgt für eine entspannte Liegeposition.

> Für Auflagen und Wickel benötigen Sie ein Leinen- oder Baumwolltuch, ein großes Herrentaschentuch, Handtücher, eine Wärmflasche – wahlweise ein Kirschkernsäckchen – und eine Wolldecke. Die Tücher zum Abdecken vorher im Backofen oder in der Mikrowelle anwärmen oder einfach auf die Heizung legen, damit Auflagen und Wickel länger warm bleiben.

Fangopackungen gibt es inzwischen praktischerweise in der Apotheke. Sie können sie problemlos zu Hause anwenden. Die Fangoauflage auf 45 Grad bzw. entsprechend der Gebrauchsanleitung erhitzen. Auf die Blasenregion legen, ein Abdecktuch und eine Decke darüber legen. Sobald die Wärme nachlässt, die Auflage entfernen und etwa eine halbe Stunde nachruhen.

> Wer unter bösartigen Erkrankungen leidet, vor einer Operation steht, eine eingeschränkte Herz- und Nierenfunktion hat, muss auf die Behandlung mit Heublumensäckchen und auf die Fangopackung verzichten. Die Wärme, die sich bei diesen beiden Auflagen entwickelt, ist für den Organismus, insbesondere für das Herz, stark belastend.

Eine bakterienhemmende **Eukalyptusauflage** kann eine beginnende Blasenentzündung im Keim ersticken. Mischen Sie zwei Esslöffel Öl (Oliven-, Sonnenblumen- oder Mandelöl) mit sechs bis sieben Tropfen Eukalyptusöl. Träufeln Sie das Ganze auf ein mehrfach gefaltetes Baumwolltuch und legen Sie die ölige

Seite auf die Blasengegend. Darauf kommt eine Wärmflasche (oder ein Kirschkernsäckchen), dann das Ganze mit einer Wolldecke zudecken.

Schmerzlindernd, weil durchblutungsfördernd, ist eine Meerrettichauflage. Zu verdanken ist das dem anregenden Allylsenföl. Eine Stange frischen Meerrettich fein reiben und auf ein mehrfach gefaltetes Baumwolltuch streichen. Ein weiteres dünnes Tuch auf den Meerrettich legen (Gaze oder ein normales Stofftaschentuch) und dann erst auf die Blasenregion legen. Das ist wichtig, weil Meerrettich eine starke Reizwirkung hat und Frauen mit empfindlicher Haut möglicherweise darauf mit Ausschlag reagieren. Am besten, Sie probieren die Wirkung des Meerrettichs vorher an einer Stelle Ihrer Haut kurz aus. Mit Handtuch und Wolldecke warmhalten.

> Wickel und Auflagen nur so lange liegen lassen, bis sich das angenehme Wärmegefühl verflüchtigt.

Heilbäder

Das Baden hat eine uralte Tradition. Die Griechen der Antike schwammen oft und gerne, allerdings nur in kaltem Wasser. Wer warm badete, galt als verweichlicht. Die Römer schwelgten in ihren Thermen und (zumindest die wohlhabenden) hatten zu Hause luxuriöse Badezimmer. Und in fast allen Kulturen galt das Bad nicht nur als ein Symbol der Reinigung (insbesondere der Seele), sondern wurde auch zum Zwecke der Heilung eingesetzt, indem man dem Wasser verschiedene Zusätze beimischte, wie Schlamm, Kleie oder Gerste.

Heute hat die Wassertherapie, nicht zuletzt dank Sebastian Kneipp, in der alternativen Heilbehandlung einen hohen Stellenwert.

Es gibt verschiedene Bäder. Teil-, Wechsel- oder Vollbäder, ansteigende, kalte und warme Bäder, die alle unterschiedliche Heilwirkungen besitzen. Ich werde Ihnen hier zwei vorstellen, die sich bei einer Blasenentzündung eignen. Da es sich um heiße Bäder handelt, die für den Kreislauf sehr anstrengend sind, wäre es ideal, sie auf den Abend zu verlegen, damit Sie sich anschließend gleich ins warme Bett kuscheln können.

> **Vorsicht!** Heiße Bäder, ob Voll- oder Sitzbäder, sind für Schwangere und Herz-Kreislauf-Kranke nicht geeignet.

Das heiße Vollbad

Wärmen Sie Ihr Badezimmer vor, legen Sie ein Badethermometer bereit, Handtücher und einen Bademantel. Ein wasserfestes Kissen empfiehlt sich als Kopfstütze. Die Wassertemperatur liegt zwischen 38 und 40 Grad, je nachdem, wie heiß Sie es vertragen können. Länger als 15 Minuten sollten Sie nicht in der Wanne liegen. Das Bad muss mit einer kalten bis lauwarmen Dusche beendet werden, damit sich der Kreislauf wieder stabilisieren kann. Wichtig: Danach warm einpacken und ins Bett!

Warmes bzw. heißes Wasser an sich hat schon eine sehr entspannende Wirkung. Sie wissen, wie das ist, wenn Sie sich nach einem anstrengenden Tag in die Wanne legen und anschließend entspannt und wohlig müde wieder herauskommen. Durch verschiedene Zusätze kann man ein noch intensiveres Ergebnis, eine größere Tiefenwirkung, erzielen.

Die Muskulatur im Unterbauchbereich ist bei einer Blasenentzündung, bedingt durch die Schmerzen, stark angespannt und verkrampft. Im heißen Wasser mit unterschiedlichen Zusätzen verstärkt sich die Durchblutung; dadurch lösen sich Anspannungen, die Schmerzen verschwinden. Dieser Effekt hält nach einem Bad erfahrungsgemäß länger an als es bei einer Auflage der Fall ist. Deshalb gibt es bei einer Zystitis kaum etwas besseres als ein heißes Bad.

Als Zusatz eignet sich das antibakteriell wirkende Teebaumöl. Geben Sie dem Badewasser 10 bis 15 Tropfen hinzu.

Ebenfalls antibakteriell wirken Wacholder- und Kamillenöl. Träufeln Sie wahlweise 20 Tropfen Wacholderöl oder 10 Tropfen Kamillenöl ins Wasser.

Eukalyptus haben Sie bereits im Kapitel über Auflagen und Wickel kennen gelernt. Das bakterienhemmende Öl ist auch ein wunderbarer Badezusatz. 20 Tropfen genügen.

Antiseptisch wirkt Sandelholzöl. Wenn Sie es als Alleinmittel verwenden, geben Sie 20 Tropfen ins Wasser. Sandelholz lässt sich aber auch sehr gut mit Eukalyptus kombinieren, dann jeweils 10 Tropfen nehmen.

Wenn Sie Ölbäder nicht so gerne mögen, wählen Sie Aufgüsse aus Kamille oder Heublumen. Beides bekommen Sie in der Apotheke. Für ein Vollbad etwa 1,5 kg Heublumen in fünf Liter kaltem Wasser ansetzen, eine halbe Stunde kochen, durchseihen und dem Bad zusetzen.

Für ein Kamillenbad benötigen Sie ein Kilo Blüten, die mit fünf Liter kochendem Wasser übergossen werden. 30 Minuten ziehen lassen, abseihen und ins Badewasser geben.

Pfarrer Kneipp empfahl außerdem bei Blasenleiden Haferstroh und Schachtelhalm als Badezusatz. Beides gibt es heute als einfache Fertigextrakte in der Apotheke.

Das heiße Sitzbad

Sitzbäder üben eine besondere Reizwirkung auf den erkrankten Körperteil aus. Gerade bei Unterleibsproblemen sind sie ein klassisches Mittel und mit den entsprechenden Zusätzen auch außerordentlich wirksam.

Ideal für diese Anwendung wäre natürlich eine Sitzbadewanne, die Sie im Sanitärfachhandel für etwa 80 Euro bekommen. Das mag auf den ersten Blick etwas teuer erscheinen, aber wenn Sie hin und wieder unter Blasenentzündungen oder Unterleibsbeschwerden leiden, ist die Anschaffung zu überlegen. Denn auf Dauer ist das Sitzbad sicherlich bequemer als die Badewanne.

Legen Sie Handtücher, Bademantel, Thermometer und Wasserkrug bereit. Achten Sie darauf, dass Sie warme Füße haben, da die Beine nachher beim Bad außerhalb der Wanne sind. Bei kalten Füßen unbedingt vorher ein Fußbad nehmen.

Füllen Sie nun die Wanne etwa zu einem Drittel mit 37 Grad warmem Wasser und geben dann den Zusatz hinein. Setzen Sie sich in die Wanne und gießen Sie mit dem Krug so viel warmes Wasser nach, bis die Wanne etwa randvoll ist. Die Temperatur sollte zwischen 38 und 40 Grad betragen. Badedauer 15 Minuten – wenn Sie es vertragen, können Sie auf 20 Minuten ausdehnen. Während der Badezeit Schultern und Arme sowie Beine und Füße mit Handtüchern oder einer Decke einwickeln, damit die Körperteile außerhalb der Wanne nicht auskühlen. Danach kurz kalt bis lauwarm abduschen, warm einpacken und ab ins Bett. Wenn das nicht geht, mindestens 30 Minuten nachruhen.

Sofern Sie keine Sitzbadewanne haben und sich auch keine anschaffen wollen, können Sie sich auch mit der Badewanne behelfen. Für die Beine einen kleinen Plastikhocker in die Wanne stellen. Die Wanne bis etwa zur Bauchnabelhöhe mit Wasser voll laufen lassen, Badezusatz hinzufügen und hineinsetzen. Beine und Oberkörper gut einpacken, damit Sie während des Bades nicht frieren.

Auch für das Sitzbad eignet sich Schachtelhalm als Zusatz. Für den Fall, dass Sie den Aufguss einmal selbst machen wollen:
Zwei Teelöffel des Krauts über Nacht in zwei Liter kaltem Wasser ansetzen, dann zum Kochen bringen und etwa 10 Minuten zugedeckt leicht köcheln lassen, abseihen und ins Badewasser geben. Das hilft besonders im akuten Stadium.

Krampflösend und entzündungshemmend wirkt die Kamille. Übergießen Sie 100 g Kamillenblüten mit einem Liter heißem Wasser, 15 Minuten ziehen lassen, abseihen und dem heißen Badewasser zugeben.

Apfelessig gemischt mit Schachtelhalm wirkt antibakteriell und entzündungshemmend. Eine halbe Tasse Apfelessig und eine Tasse Schachtelhalmtee ins Badewasser gießen.

Wenn Sie Ölzusätze bevorzugen: Jeweils vier Tropfen Eukalyptus und Wacholder sowie zwei Tropfen Sandelholz dem Wasser hinzugeben.

> Sorgen Sie für ein angenehmes, ruhiges und warmes Umfeld, bevor Sie ein Bad nehmen. Handtücher und Bademantel bereitlegen. Falls Sie kalte Füße haben, vor einem Sitzbad ein Fußbad nehmen. Achten Sie darauf, dass Sie ungestört bleiben.

Rot, Orange, Blau – Mit wärmenden Farben heilen

Eine weitverbreitete Art der Wärmebehandlung ist die Farbtherapie. Sie hat eine lange Geschichte, basierend auf der heilenden Wirkung des Sonnenlichtes. Die wärmenden Strahlen wurden in vielen alten Kulturen, wie bei den Azteken, Mayas, Ägyptern, Griechen und Chinesen zur Heilung unterschiedlicher Beschwerden eingesetzt. Später entdeckte man die verschiedenen Wirkungen der einzelnen Farben. So ließ sich die ägyptische Pharaonin Nofretete zur Beruhigung grüne oder blaue Bäder herrichten, zur Anregung dagegen purpurfarbene. Scharlachkranke wickelte man im alten China in rote Gewänder, brachte sie in einen mit roten Tüchern ausgeschlagenen Raum und bestrahlte sie mit Rotlicht. Bei Darmpatienten wurde die Farbe Gelb verwendet.

In der Farbtherapie gilt die Bestrahlung als beste Methode, und dafür werden vorwiegend die Grundfarben (Primärfarben) Rot, Gelb, Blau sowie die dazugehörigen Komplementärfarben (Sekundärfarben) Orange, Grün und Violett eingesetzt. Die Sekundärfarben entstehen aus der Mischung zweier Grundfarben zu gleichen Teilen. Aus Rot und Gelb wird Orange, aus Gelb und Blau Grün, Blau und Rot ergibt Violett. Auf diese Weise bildet sich ein sechsstelliger Farbenkreis, der aus sogenannten »kalten« und »warmen« Farben besteht. Die »warmen« Farben reichen von Rot bis Gelb, die »kalten« von Blau bis Violett. Grün nimmt eine neutrale Stellung ein, sofern das Mischungsverhältnis von Gelb und Blau gleich ist. Bei höherem Gelbanteil wird der Farbton wärmer, bei höherem Blauanteil kälter. Durch entsprechende weitere Mischungen, bei denen Anteile der Grundfarben erhöht bzw. reduziert werden, gewinnt man neue Töne, wie Hell- oder Dunkelrosa, Dunkelgelb, Hellgrün, Hellblau, Blaugrün und so weiter.

Farbstrahlen sind Energieträger, von denen Wellen ausgehen, die je nach Farbe eine bestimmte Schwingungsenergie in sich tragen. Diese Energie löst im Körper chemische Prozesse aus, die beispielsweise die Verwertung von Vitaminen und Mineralstoffen fördern oder zu einer verbesserten Sauerstoffaufnahme und Zellatmung führen.

Grundsätzlich gilt bei dieser Therapie: Je reiner die Farbe, desto stärker ihre Wirkung: Daher sind die Primärfarben Rot, Gelb und Blau kraftvoller als die Sekundärfarben.

Zur Behandlung einer Blasenentzündung eignen sich Rot, Orange und Blau. Wobei die Farbe Rot vorsichtig anzuwenden ist. Wer hohen Blutdruck hat, sollte darauf verzichten, da Rot auch den Blutdruck in die Höhe treibt. Ansonsten stimuliert diese Farbe das Immunsystem und regt die Selbstheilungskräfte an. Die Wärme, die von Rot ausgeht, wird als angenehm empfunden. Diese Farbe fördert die Durchblutung, die ihrerseits dafür sorgt, dass Spannungen, Verkrampfungen und Schmerzen abgebaut werden.

Als Alternative zu Rot bietet sich Orange an. Diese Sekundärfarbe ist weniger intensiv als Rot, liegt aber im Farbspektrum dicht daneben und hat deshalb eine ähnliche Wirksamkeit. Trotzdem sollte auch diese Farbe nicht von Menschen mit Bluthochdruck angewendet werden. Orange aktiviert das Immunsystem, beruhigt und entspannt bei krampfartigen Schmerzen.

Die dritte Farbe im Bunde ist Blau, das, im Gegensatz zu Rot und Orange, den Blutdruck senkt. Blau gehört zu den kalten Farben und hat demzufolge einen entzündungshemmenden und desinfizierenden Effekt.

Bei der Anwendung können Sie beliebig die Farben wechseln. Statt dreimal täglich Rot, können Sie zweimal täglich Blau und einmal Rot wählen, oder zweimal Rot und einmal Blau, oder einen Tag lang Blau, am nächsten Tag Rot.

Als Bestrahlungsquellen stehen Ihnen drei Möglichkeiten zur Auswahl. Die einfachste und billigste: Sie kaufen eine 75- oder 100-Watt-Birne, die Sie zweimal in die Farbe tauchen, mit der Sie sich bestrahlen möchten. Solche Tauchfarben gibt es im Fachhandel, in Farbengeschäften. Von den dort ebenfalls angebotenen Glasfarben ist abzuraten, da sie im Laufe der Zeit durch die Hitzeeinwirkung an Intensität verlieren. Die mit der Farbe Ihrer Wahl eingefärbte Glühbirne schrauben Sie in eine Schreibtisch-, Nachttisch- oder auch Stehlampe. Legen Sie sich bequem aufs Bett oder Sofa und rücken Sie die Lampe so zurecht, dass Ihre Blasengegend im Abstand von 30 bis 50 cm bestrahlt werden kann. Der Abstand ist richtig, wenn Sie die Wärme, die von der Lampe ausgeht, dezent spüren, denn die Wirkung selbst geht nur von der Farbe, nicht von der Temperatur aus. Die Dauer der Bestrahlung sollte 20 Minuten nicht unterschreiten und dreimal täglich durchgeführt werden.

> **Bei der Farbtherapie möglichst mit reinen Farben arbeiten, da sie die optimale Wirkung erzielen**

Bei der etwas teureren Variante handelt es sich um einen speziellen Farbtherapie-Filter, den Sie im Fachhandel für etwa 35 Euro bekommen (Adressen finden Sie im Anhang). Diese Filter erhalten Sie als Sets mit zwölf Farben: Tiefrot, Dunkelrosa, Hellrosa, Orangerot, Orange, Dunkelgelb, Gelbgrün, Grün, Hellttürkis, Türkis, Tiefblau und Tiefviolett. Wenn Sie kein so umfangreiches Farbspektrum wünschen und Ihnen die drei Grundfarben genügen, kaufen Sie im Beleuchtungsfachhandel hitzebeständige (!) Folie. Diese können Sie dann ganz einfach auf die Öffnung des Lampenschirms mit Tesastreifen kleben. Achten Sie darauf, dass der Lampenschirm nicht transparent ist, sonst gehen die Strahlen zu den Seiten hin verloren.

Als dritte Möglichkeit steht Ihnen der Erwerb eines Farbstrahlers (ca. 80 Euro) offen, der einer ganz normalen Stehlampe ähnelt, aber mit entsprechenden Farbfiltern ausgerüstet ist, die bei Bedarf nur gewechselt werden müssen.

Für welche Möglichkeit Sie sich auch immer entscheiden, bei der Durchführung der Therapie brauchen Sie Ruhe und ein angenehmes Umfeld. Stellen Sie Telefon, Radio und Türglocke ab und bitten Sie Ihre Familie, Sie während der Zeit nicht zu stören.

Zusammenfassend hier noch einmal alles zum Thema Wärme:

- Grundsätzlich warm anziehen – auch nach einer überstandenen Blasenentzündung
- Wärmflasche, Kirschkernsäckchen
- Wickel und Auflagen
- Sitz- und Wannenbäder
- Bestrahlung mit verschiedenen Farben

Essen Sie sich gesund

In diesem Kapitel wollen wir uns einer besonders erfreulichen Seite der Therapie von Blasenentzündungen zuwenden: dem Essen. Es gibt nämlich überraschend viele Lebensmittel, die sich hervorragend zum Einsatz bei einer Zystitis eignen, weil sie entweder antibakteriell, harntreibend oder gar antibiotisch wirken. Darüber hinaus sind die Nahrungsmittel auch noch sehr delikat.

Fangen wir mit den antibiotischen Lebensmitteln an. Denn sie haben, wie die echten Antibiotika, die stärkste Wirkung auf Bakterien, indem sie diese entweder vernichten oder am Wachstum, und damit an der Weiterverbreitung hindern. Selbstverständlich gebe ich Ihnen auch ein paar Rezepte an die Hand, damit Sie die Wirkung ausprobieren können. Und es funktioniert! Ich selbst habe den Effekt einmal bei einer beginnenden Blasenentzündung mit einer Knoblauchsuppe ausprobiert. Ich war vom Ergebnis mehr als überzeugt. Nur 24 Stunden später war ich völlig symptomfrei – ohne Rückfall!

Deshalb setze ich den Knoblauch auch gleich an die erste Stelle. Sie rümpfen hoffentlich nicht die Nase. Denn die Knolle, von ihren Fans liebevoll »Knobi« oder »Knofel« genannt, ist für manche Geruchsnerven eine direkte Beleidigung. Aber Knoblauch erweist sich als die reinste Pharmafabrik, da er unendlich viele Heil- und Schutzsubstanzen enthält. Versuchen Sie, Ihrer Gesundheit zuliebe einfach mal darüber hinweg zu riechen.

Die alten Griechen und Ägypter, wie könnte es anders sein, schätzten den

Knoblauch und priesen seine Heilkraft in den höchsten Tönen. Sie benutzten das Liliengewächs gegen Wurmerkrankungen, Infektionen und Tumore. Der griechische Arzt Hippokrates verordnete Knoblauch gegen Gebärmuttertumore, Verstopfung und Wasseransammlungen. Anno 1858 kamen auch die Europäer in den medizinischen Genuss dieses ungewöhnlich vielseitigen Lebensmittels: Louis Pasteur, der französische Chemiker und Mikrobiologe, stellte die außergewöhnlichen antibakteriellen Eigenschaften des Knoblauchs unter Beweis, als er ihn erfolgreich im Kampf gegen Typhus einsetzte. In beiden Weltkriegen wurde frischer Knoblauchsaft zur Behandlung von Wunden verwendet. Auch bei der Bekämpfung der Ruhr, die sich um 1915 epidemieartig ausbreitete, machten die damaligen Militärärzte positive Erfahrungen mit der Knolle.

Neueste Untersuchungen zeigen, dass Knoblauch über 60 Pilzarten und mehr als 20 Bakterienarten im Wachstum hemmen oder abtöten kann. Dazu gehören auch die Kolibakterien, die Hauptauslöser einer Blasenentzündung. In Tierversuchen stellten Wissenschaftler fest, dass Knoblauch sogar bei Krebszellen wachstumshemmend wirkt. Andere Studien haben gezeigt, dass in Ländern, in denen täglicher Knoblauchkonsum eine Selbstverständlichkeit ist – das gilt insbesondere für den Mittelmeerraum –, die Zahl der Krebserkrankungen deutlich niedriger liegt als anderswo. Des Weiteren ist Knoblauch in der Lage, den Cholesterinspiegel und den Blutdruck zu senken. Er verringert das Risiko einer Arterienverkalkung, reduziert also Herzinfarkt- und Schlaganfallgefahr, beugt Thrombosen vor, verhindert den Anstieg des Blutzuckerspiegels und stärkt die Abwehrkräfte.

Sie sehen, die Knolle ist wirklich ein Tausendsassa. Was macht da schon ein bisschen Geruch? Verantwortlich für all diese wunderbaren Eigenschaften ist der Wirkstoff Allicin, eine Schwefelverbindung, unter Wissenschaftlern auch das »Penicillin des Knoblauchs« genannt. Mit der Entdeckung der Penicilline 1928 durch Sir Alexander Fleming begann der Siegeszug der Antibiotika und damit wurde das Ende solcher gefürchteten Infektionskrankheiten wie Typhus, Tuberkulose und Lungenentzündung eingeläutet.

> Der Wirkstoff Allicin im Knoblauch ist für die bakterientötende Wirkung verantwortlich. Deshalb wird er auch als »Penicillin des Knoblauchs« bezeichnet.

Nun aber endlich das Rezept für die Knoblauchsuppe. Es ist für vier Portionen gedacht, sodass Sie die Suppe verteilt über den Tag essen können.

- **Leckere Knoblauchsuppe**

Zutaten:
12 Knoblauchzehen, 1 Esslöffel Olivenöl, 400 ml Gemüsefond,
2 frische Lorbeerblätter, 200 g Schalotten, 1 Bund Thymian nach Belieben

Zubereitung:
Vier Knoblauchzehen in Scheiben schneiden, in Öl goldbraun braten, auf Küchenpapier legen. Die restlichen 8 Knoblauchzehen und die Schalotten pellen. Am Stück lassen. In einen Topf 400 ml Gemüsefond mit ebenso viel Wasser geben. Die beiden Lorbeerblätter, Schalotten und die Knoblauchzehen hinzufügen und das Ganze etwa 12 Minuten kochen lassen. Anschließend Knoblauch und Schalotten in der Brühe mit einem Pürierstab pürieren. Danach alles durch ein Sieb geben. Mit etwas Salz (wirklich sehr, sehr sparsam verwenden) und Pfeffer würzen. Vor dem Servieren mit den gerösteten Knoblauchscheiben bestreuen. Falls Sie mögen, können Sie auch noch etwas Thymian darüber geben. Sie werden sehen, diese Suppe schmeckt nicht nur lecker, sie verfehlt auch nicht ihre Wirkung auf die Bakterien in der Blase. Guten Appetit!

Übrigens, den Geruch von Knoblauch können Sie mit einem weiteren antibiotischen Gewürz, das ich Ihnen später vorstelle, zumindest abschwächen: mit Wacholder. Das Kauen der Beeren sorgt für einen frischen Atem, ist allerdings gewöhnungsbedürftig, denn sie schmecken ziemlich bitter. Aber ein Versuch schadet nicht.

Noch mehr Antibiotika aus der Natur

Inzwischen kennt man eine ganze Reihe weiterer Lebensmittel, die antibiotische Wirkstoffe enthalten. Da wären zum Beispiel die »Geschwister« des Knoblauchs: Bärlauch, Zwiebel, Schnittlauch und Stangenlauch. Sie enthalten alle die Substanz Allicin, wenn auch nicht in ganz so großen Mengen wie der Knoblauch. Aber je mehr Sie von diesen Lebensmitteln auf Ihre Speisekarte setzen, desto weniger Chancen haben Bakterien.

Wer sich wegen des Geruchs überhaupt nicht mit dem Knoblauch anfreunden mag, kann sich für Bärlauch entscheiden. Sie erkennen ihn zwar an dem auch für ihn charakteristischen Knoblauchduft, doch nach dem Verzehr hinterlässt er erstaunlicherweise keinen Geruch. Warum das so ist, konnte bislang kein Wissenschaftler erklären. Und es gibt auch so gut wie keine wissenschaftlich abgesicherten Studien über diesen Verwandten des Knoblauchs. Doch weiß man definitiv, dass der Bärlauch die gleichen Wirkstoffe und chemischen Verbindungen aufweist wie der Knoblauch, wenn auch nicht in derselben hohen Konzentration.

Es gibt allerdings gewisse Schwierigkeiten in der Beschaffung des Bärlauchs. Obwohl er ein weitverbreitetes einheimisches Gewächs ist, wird er nur selten auf Gemüsemärkten oder gar im Supermarkt angeboten. Und da man nur die frischen Blätter benutzen soll, beschränkt sich die Einsatzzeit des Bärlauchs auf April und Mai. Dann wird er nämlich geerntet. Sollten Sie also »praktischerweise« in dieser Jahreszeit eine Blasenentzündung haben und auf Bärlauch zurückgreifen wollen, finden Sie ihn wirklich in Massen unter dunklen Bäumen im Wald, an Waldrändern und in feuchten Parks. Die Pflanze hat eine gewisse Ähnlichkeit mit den Maiglöckchen. Der unverwechselbare Knoblauchduft weist Ihnen sicher den Weg zum Bärlauch, und falls Sie dennoch einmal zweifeln, zerreiben Sie ein Blatt zwischen den Fingern. Riecht es nach Knoblauch, sind Sie am Ziel.

Gelingt es Ihnen, selbst Bärlauch zu ernten oder auf dem Markt zu kaufen, dann können Sie ihn vielfältig einsetzen. Beispielsweise zum großzügigen Würzen von Quark und Salaten oder kleingehackt auf einem Butterbrot. Wenn Sie mögen, kauen Sie die frischen Blätter doch einfach.

Falls weder Knoblauch noch Bärlauch für Sie in Betracht kommen, weichen Sie auf Zwiebeln, Schnittlauch und Stangenlauch (auch als Porree bekannt) aus. Je mehr Sie davon pro Tag essen, desto besser. Schnittlauch schmeckt in Salaten, Suppen, Quark, Eierspeisen, zu Tomaten oder kleingehackt auf Brot.

Zwiebeln sollten Sie am besten roh verzehren, so haben ihre Inhaltsstoffe den größten Effekt auf den Harntrakt. Ein Salat aus Gemüsezwiebeln eignet sich dafür bestens.

- **Würziger Zwiebelsalat**

Zutaten:
2 große Gemüsezwiebeln
(die sind nicht ganz so scharf und tränentreibend wie die kleinen),
2 Esslöffel Olivenöl, 1 Esslöffel Essig, 1 Teelöffel Senf, Pfeffer, Salz

Zubereitung:
Die Zwiebeln in Ringe schneiden und mit der Marinade aus Essig, Öl und Senf vermischen. Mit etwas Salz und Pfeffer würzen. Sie können auch Schnittlauchröllchen darüber streuen, dann haben Sie gleich zwei antibiotische Nahrungsmittel miteinander kombiniert. Dazu schmeckt ein leicht gebuttertes Vollkornbrot.

Stangenlauch bzw. Porree wird sehr häufig zusammen mit anderen Gemüsesorten verwendet oder als Suppengemüse benutzt. Das ist eigentlich schade. Denn der Lauch ist ein echtes Vollwertgemüse und bringt alle Voraussetzungen mit, auf dem Teller im Mittelpunkt zu stehen. Vielleicht gefällt Ihnen folgendes Rezept:

- **Lauch-Champignon-Pfanne**

Zutaten:
400 g Lauch, 12 mittelgroße frische Champignons,
1 Esslöffel Olivenöl, 1/4 l Gemüsebrühe, Knoblauch, Pfeffer

Zubereitung:
Lauchstängel waschen, trocknen und in fingerdicke Ringe schneiden, Champignons halbieren oder vierteln. Das Olivenöl in eine Pfanne geben, Lauch und Champignons leicht anbraten (beides muss bissfest sein). Gegen Ende des Bratvorgangs den kleingeschnittenen oder durchgepressten Knoblauch hinzufügen, gut durchmischen und das Ganze mit der Gemüsebrühe ablöschen. Mit ein wenig Pfeffer würzen. Essen Sie dazu Vollkorn-Stangenbrot.

> Gerade bei Knoblauch und Zwiebeln taucht immer wieder die Frage auf, ob Fertigprodukte, wie sie in der Apotheke und Reformhäusern angeboten werden, nicht denselben medizinischen Effekt haben. Da scheiden sich bis heute die Geister. Es ist bisher nicht zweifelsfrei nachgewiesen, dass Fertigprodukte wirklich noch alle wichtigen Wirkstoffe enthalten, die in frischem Knoblauch oder frischen Zwiebeln enthalten sind. Insofern plädiere ich grundsätzlich dafür, den Originalen den Vorzug zu geben.

Gegen einen leckeren Nachtisch haben Sie sicherlich nichts einzuwenden. Insbesondere, wenn er aus schmackhaften Obstsorten mit antibiotischer Heilwirkung besteht, wie Heidel-, Preisel- oder Himbeeren. Die Preiselbeeren haben Sie schon im Kapitel über das Trinken kennen gelernt und wissen daher, dass deren antibiotische Substanzen, die Antocyane, verhindern, dass sich Bakterien an der Blasenwand niederlassen. Es spricht also nichts dagegen, nicht nur Preiselbeersaft zu trinken, sondern die Beeren auch zu essen. Zum Beispiel als Kompott mit Aprikosen. Diese nehmen den Preiselbeeren durch ihre natürliche Süße den etwas herben Geschmack.

● Preiselbeer-Kompott

Zutaten:
250 g frische oder gefrorene Preiselbeeren, 250 g getrocknete Aprikosen

Zubereitung:
Aprikosen in einem Topf mit Wasser bedecken, aufkochen und fünf Minuten köcheln lassen. Wasser abgießen und die Aprikosen mit frischem kaltem Wasser bedecken. Wieder aufkochen, Temperatur reduzieren und jetzt 20 Minuten lang weich dünsten. Nun die Preiselbeeren dazugeben und etwa 8 Minuten köcheln lassen, bis die Beeren leicht aufplatzen. Dann in Dessertschalen füllen und mit Kochflüssigkeit bedecken. Einige Minuten stehen lassen, bis sich das Aroma entfaltet hat.

Heidelbeeren, in manchen Gegenden auch »Blaubeeren« genannt, haben eine ähnliche Wirkung wie Preiselbeeren. Auch sie verhindern das Andocken der Bakterien an der Blasenwand. Zur Erntezeit im Spätsommer schmecken sie natürlich am besten. Und zwar pur. Aber auch gefroren können Sie die Beeren in allen möglichen Variationen verwenden. Achten Sie bei der Zubereitung darauf, dass Sie möglichst keinen Zucker zum Süßen nehmen, da Bakterien das süße Milieu lieben und sich darin gerne vermehren.

Himbeeren sind die dritten im Bunde. Sie enthalten Phenolsäuren, die bei Blasenentzündungen antibiotische Eigenschaften entfalten.

■ Mischen Sie 250 g Himbeeren, frisch oder gefroren, mit einem Becher Naturjoghurt, und Sie haben nicht nur einen wohlschmeckenden, sondern auch medizinisch wirksamen Nachtisch. Auch als kleine, kalorienarme Zwischenmahlzeit eignet sich dieser fruchtige Snack.

Weiter geht es auf der Liste antibiotischer Nahrungsmittel mit Brunnenkresse, Grapefruitkernen, Meerrettich, Thymian und Wacholder.

Mit der Brunnenkresse haben Sie ein hochwirksames Antibiotikum zur Hand. Hildegard von Bingen wusste um ihre anregende Wirkung auf die Nierentätigkeit, setzte die Kresse aber auch als fiebersenkendes Mittel und gegen Gelbsucht ein. Verwenden Sie die Pflanze nur frisch, da beim Trocknen wertvolle Inhaltsstoffe verloren gehen. Falls Sie das Glück haben, in der Nähe eines Baches zu wohnen, können Sie die Brunnenkresse selbst ernten; sie wächst sogar das ganze Jahr über. Besonders gut sind natürlich die jungen Triebe im Frühjahr.

- Machen Sie aus Brunnenkresse einen frischen Salat, entweder solo oder gemischt mit anderen Salatarten. Oder mischen Sie die Kresse unter Quark oder streuen Sie sie großzügig über Kartoffeln, Pilzgerichte und Eierspeisen.

Dem Wacholder bringt der Mensch eine besondere Zuneigung entgegen, werden doch die harten blauen Beeren zum Brennen von Gin und Genever benutzt. Streng betrachtet, sind Wacholderbeeren zwar kein Nahrungs-, sondern vielmehr ein Würzmittel – das schmälert ihre antibiotische Wirkung im Falle einer Zystitis jedoch keineswegs. Wacholder zerstört nämlich gnadenlos die entzündungsverursachenden Bakterien in der Blase und regt die Wasserausscheidung durch eine unmittelbare Stimulation der Nieren an. Deshalb dürfen Sie Wacholder auch nur anwenden, wenn Ihre Nieren in Ordnung sind!

- Geben Sie die Beeren als Würzmittel beim Kochen von Sauerkraut, Blumenkohl oder anderen Kohlarten einfach dazu. Sie eignen sich auch zur Verfeinerung von dunklen Saucen. Hartgesottene können die Beeren auch kauen, so wie es Pfarrer Kneipp als Frühjahrskur zur Entwässerung empfahl.

Die Gefahr, dass Sie zuviel davon essen, besteht nicht, denn der bitterharzige Geschmack wird das sicher verhindern.

> Denken Sie daran: Nur wer gesunde Nieren hat, darf Wacholderbeeren anwenden. Im Zweifelsfall Ihre Ärztin oder Ihren Arzt fragen.

Meerrettich ist zwar ein ähnlich tränentreibendes Nahrungsmittel wie die Zwiebel, aber er macht den Bakterien rigoros den Garaus. Würzen Sie Ihre Speisen mit viel frischgeriebenem Meerrettich. Probieren Sie ihn einmal zu Fisch aus, das ergibt eine sehr delikate Note. Wenn Sie es schaffen, können Sie bis zu 50 g täglich verzehren. Das ist allerdings eine ziemliche Rosskur, denn Meerrettich ist nun mal eine sehr scharfe Angelegenheit. Sie dürfen davon auch nur so viel essen, wenn Ihre Nieren wirklich absolut gesund sind. Denn sonst entstehen bei solchen Mengen leicht Nierenblutungen. Auch wer einen empfindlichen Magen hat, sollte vorsichtig sein, denn der könnte im wahrsten Sinne des Wortes »gereizt« reagieren.

> **Achtung!** Sie dürfen Meerrettich nur verzehren, wenn Ihre Nieren in Ordnung sind. Sonst könnte es zu einer Nierenblutung kommen.

Die beiden weiteren antibiotischen Stoffe aus der Natur, die bei einer Blasenentzündung helfen, sind Thymian und Grapefruitkernextrakt und gehören wie der Wacholder ebenfalls nicht zu den Lebensmitteln. Thymian ist ein Gewürz, das ursprünglich aus dem Mittelmeerraum stammt, inzwischen aber auch in unseren Breitengraden heimisch geworden ist. Und bei den Grapefruits handelt es sich bekanntlich um Obst. Die tatsächlich wirksame antibiotische Substanz ist jedoch nur im Grapefruitkernextrakt zu finden, den Sie in der Apotheke kaufen können.

Thymian steht sicherlich in Ihrem Gewürzschrank oder Sie ziehen ihn selbst im Topf auf der Fensterbank. Wenn nicht, ist das Kraut das ganze Jahr über leicht zu beschaffen. Sie können Thymian entweder als Gewürz oder als Tee verwenden. Eine dritte Variante, nämlich innerhalb der Aromatherapie, stelle ich Ihnen in einem späteren Kapitel gesondert vor. Um mit dem Würzen wirklich einen antibiotischen Effekt zu erzielen, müssten Sie so viel Thymian verwenden, dass Ihnen womöglich das Essen verleidet wird, da er leicht bitter schmeckt. Deshalb ist ein Tee aus Thymiankraut empfehlenswerter.

- Übergießen Sie einen Teelöffel getrocknetes und zerkleinertes Thymiankraut mit einem Viertelliter heißem, aber nicht mehr kochendem Wasser. Den Tee 15 Minuten zugedeckt ziehen lassen. Danach abseihen und drei bis fünf Tassen pro Tag trinken. Schwangere dürfen Thymiantee nur nach Absprache mit ihrer Ärztin oder ihrem Arzt trinken, da das Kraut eine anregende Wirkung auf die Gebärmutter hat.

> Schwangere sollten auf den Gebrauch von Thymian verzichten, da die Pflanze eine anregende Wirkung auf die Gebärmutter hat. Wenn Sie den Tee trotzdem trinken wollen, fragen Sie vorher Ihre Ärztin oder Ihren Arzt um Rat.

Dass in der Grapefruit eine antibiotische Wirkung steckt, entdeckte man erst in den 70er Jahren. 1964 wurde der amerikanische Arzt und Physiker Dr. Jakob Harich auf die Heilwirkung der Zitrusfrucht aufmerksam. Die nachfolgenden Untersuchungen haben ergeben, dass der Grapefruitkernextrakt gegen 800 verschiedene Bakterienstämme und etwa 100 Pilzarten wirksam ist, zumindest im Reagenzglas. Entsprechende Studien am Menschen stehen noch aus.

Wichtig ist, dass nicht mit einem einzelnen Stoff isoliert behandelt wird, sondern mit der gesamten Wirkstoffkombination, die in den Grapefruitkernen tatsächlich enthalten ist. Der Extrakt wird aus den zermahlenen Kernen gewonnen. Es entsteht eine sirupartige, hochkonzentrierte Flüssigkeit, die verdünnt wird. Die im Handel erhältlichen Präparate enthalten im Durchschnitt nur 40 Prozent Grapefruitextrakt. Fragen Sie in Ihrer Apotheke beim Kauf nach guter Qualität.

- Lösen Sie 10 bis 15 Tropfen Extrakt in einem Glas Wasser oder Fruchtsaft auf und trinken Sie diese Lösung am besten dreimal pro Tag. Sie können den Extrakt auch mit einem Tee Ihrer Wahl mischen. Geben Sie fünf Tropfen Grapefruitkernextrakt zum Beispiel in Goldruten-, Birkenblätter- oder Brennnesseltee. Schütteln Sie den Extrakt vorher immer gut durch, da er sich am Boden absetzt.

Sollten Sie an der Wirkung der Grapefruitkerne wegen der noch ausstehenden Studien am Menschen zweifeln, gibt es eine einfache Lösung: Essen Sie einfach die Früchte pur, einmal täglich. Der Saft wirkt zwar nicht antibiotisch, aber mit dem Vitamin C haben Sie zumindest Ihrem Immunsystem etwas Gutes getan.

> Noch ein Wort zu den Inhaltsstoffen einiger antibiotischer Nahrungsmittel, die ich Ihnen in diesem Kapitel vorgestellt habe. In den Lauchgewächsen wie Knoblauch, Bärlauch und Zwiebeln, ebenso wie in der Brunnenkresse, im Meerrettich und Rettich sind sogenannte Senfölglykoside enthalten. Gegen diese Senföle sind manche Menschen allergisch. Wer das von sich weiß, sollte solche Lebensmittel natürlich meiden. Wenn Sie sich nicht ganz sicher sind, ob Sie allergisch reagieren, sollten Sie im Zweifelsfall Ihre Ärztin oder Ihren Arzt konsultieren und einen entsprechenden Test machen lassen.

Nahrungsmittel, die entwässern

Von den antibiotischen Nahrungsmitteln komme ich nun zu jenen, die entwässern und/oder entzündungshemmend wirken und deshalb zur Bekämpfung einer Zystitis unbedingt auf Ihren Speiseplan gehören.

Blumenkohl zum Beispiel kann beides. Er wirkt entwässernd und verhindert durch das enthaltene Vitamin B5 ein Fortschreiten der Entzündung. Dieses Vitamin unterstützt den Körper in der Herstellung von Kortisol, dem körpereigenen Hormon aus der Nebennierenrinde. Und Kortisol bekämpft Entzündungen bekanntlich erfolgreich. Darüber hinaus ist der Blumenkohl überhaupt ein hervorragender Vitaminlieferant. Er versorgt unsere Zellen mit allen Vitaminen außer B12 und E. Also Grund genug, reichlich davon zu essen. Zumal er ganz einfach zuzubereiten ist und sehr lecker schmeckt.

- **Überbackener Blumenkohl**

Zutaten:
1 Blumenkohl, Salz, Muskat,
Käse (z.B. Gryerzer, Edamer) zum Überbacken

Zubereitung:
Strunk abschneiden und die grünen Blätter entfernen. Um unerwünschte Tiere, wie Insekten und Raupen, zu vertreiben, den Kohlkopf etwa fünf Minuten in Salzwasser legen, dem Sie noch einen Schuss Essig hinzufügen. Das vertreibt auch hartnäckige »Mitesser«. Sie können den Blumenkohl am Stück zubereiten oder in kleine Röschen teilen. Am schonendsten wird er in der Mikrowelle gegart. Die Garzeit richtet sich nach der Wattzahl Ihres Gerätes. Falls Sie einen Schnellkochtopf besitzen, können Sie auch diesen benutzen. Nur so viel Wasser einfüllen, dass der Blumenkohl nicht bedeckt wird, etwa drei bis vier Minuten dämpfen. Wenn er zu weich wird, schmeckt er leicht seifig. Ist der Kohl fertig, legen Sie ihn in eine Auflaufform. Mit Muskat und etwas Salz würzen und geriebenen Käse darüber geben. Im Herd auf mittlerer Leiste bei 200 Grad gerade so lange überbacken, bis der Käse anfängt zu schmelzen. Sofort servieren.

Mit **Wassermelonen** und **Birnen** stehen Ihnen zwei weitere besonders harntreibende Obstsorten zur Verfügung. Essen Sie wahlweise einen Tag lang alle 10 Minuten entweder eine frische Scheibe Wassermelone oder nehmen Sie zwei Bisse von einer reifen Birne. Sie können beides selbstverständlich beliebig mischen.

Auch **Gurken** spülen die Blase kräftig durch und sind außerdem noch mit einem hohen Anteil an Vitamin E gesegnet. Sie können über den Tag verteilt eine Salatgurke »pur« verzehren. Wenn Ihnen das zu langweilig ist, können Sie sich eine kleine Zwischenmahlzeit zusammenstellen.

● Gurken mit Quark

Zutaten:
1/2 Salatgurke,
100 g Magerquark, 1 Apfel, etwas Meerrettich

Zubereitung:
Gurke in feine Scheiben oder Würfel schneiden, Apfel grob raspeln und beides mit dem Quark vermischen. Nach Belieben (je nachdem, wie scharf Sie es

mögen) mit Meerrettich würzen. Falls Sie keinen frischen Meerrettich vorrätig haben, darf er auch aus der Tube sein.

Schön harntreibend wirken auch Sellerie und Rettich. Weil der Rettich nicht so scharf ist wie der Meerrettich, können Sie ihn problemlos pur essen. Lecker schmeckt er natürlich auch gemischt im Salat oder in Scheiben geschnitten auf einem Butterbrot – darüber streuen Sie Schnittlauch oder Petersilie kleingehackt.

Ob als Gemüse oder Rohkost, der Knollensellerie ist bei den meisten fester Bestandteil der Küche. Dass er stark harntreibend und antibakteriell zugleich ist, macht ihn zum ausgezeichneten Anti-Zystitis-Mittel. Wie wäre es mit dem folgendem Salat?

- **Sellerie-Apfel-Salat**

Zutaten:
1 Knollensellerie, 1 Apfel,
eine kleine Dose Ananas (zuckerfrei),
1 Becher Magerjoghurt, Salz, Pfeffer

Zubereitung:
Sellerie waschen und schälen, in Scheiben oder Stifte schneiden, Apfel würfeln. Beides mit Ananas und Magerjoghurt vermischen, nach Belieben mit etwas Pfeffer und Salz abschmecken.

Wie Sie sehen, kommt eine abwechslungsreiche Sammlung an Nahrungsmitteln zusammen, mit denen Sie eine Blasenentzündung kulinarisch bekämpfen können. Sie brauchen nur noch auszuwählen, zu kombinieren, zu variieren – und zu genießen. Ihrer Phantasie sind keine Grenzen gesetzt. Viel Spaß beim Experimentieren.

Und hier alle Lebensmittel, Kräuter und Würzmittel, die Ihrer entzündeten Blase helfen, auf einen Blick (das erleichtert Ihnen das Zusammenstellen des Einkaufszettels):

- Knoblauch
- Bärlauch
- Zwiebeln
- Schnittlauch
- Stangenlauch (Porree)
- Heidelbeeren
- Preiselbeeren
- Himbeeren
- Brunnenkresse
- Grapefruit bzw. Grapefruitkernextrakt
- Meerrettich
- Thymian
- Wacholder
- Blumenkohl
- Wassermelone
- Birnen
- Salatgurken
- Sellerie
- Rettich

Worauf Sie bei der Ernährung achten sollten

Während Sie Ihre Blasenentzündung mit antibiotischen, antibakteriellen und harntreibenden Nahrungsmitteln bekämpfen, sollten Sie darauf achten, dass Sie wirklich nichts zu sich nehmen, was den heilsamen Effekt zunichte machen könnte.

Lassen Sie auf jeden Fall sämtliche Süßigkeiten weg! Bakterien lieben eine zuckerhaltige Umgebung und können sich dort ungehindert verbreiten, finden sie doch genau die Nahrung, die sie benötigen. Außerdem erhöht Zucker, so absurd es klingt, den Säurehaushalt, und das wiederum macht den Urin so sauer und unangenehm brennend. Säurebildend sind auch Schwarztee, Kaffee, Alkohol und Getränke aus Zitrusfrüchten sowie scharfe Gewürze und Fleisch. Mit Salz sollten Sie ebenfalls sehr sparsam umgehen. Salz hält das Wasser im

Körper fest: Ein Gramm Kochsalz bindet 100 Gramm Wasser! Bei einer Blasenentzündung ist jedoch Harnausscheidung oberstes Gebot, damit die Bakterien ausgespült werden können. Ein Zuviel an Salz kann den Effekt von harntreibenden Mitteln leicht ins Gegenteil verkehren.

> Verzichten Sie während der Behandlung Ihrer Blasenentzündung auf Süßigkeiten, Fleisch, Kaffee, scharfe Gewürze und Zitrussäfte. Salzen Sie sparsam, am besten gar nicht während der Erkrankung.

Und dann gibt es noch zwei Milchprodukte, die neuesten Forschungen aus Finnland zufolge vor einer Blasenentzündung schützen können: Joghurt und Käse. Sie wirken zwar weder antibakteriell noch antibiotisch, doch sie verändern die bakterielle Zusammensetzung des Stuhls. Die Untersuchungen haben gezeigt, dass Frauen, die mindestens dreimal wöchentlich Milchprodukte wie Käse oder Joghurt zu sich nahmen, ein um 80 Prozent geringeres Risiko hatten, eine Zystitis zu entwickeln. Die E. coli-Bakterien, die ja in der Hauptsache für eine Blasenentzündung verantwortlich sind, scheinen sich in ihrer Zusammensetzung durch diese Milchprodukte so zu verändern, dass die Gefahr einer Infektion drastisch reduziert wird. Ein Versuch lohnt sich allemal. Zumal Milchprodukte ohnehin gesund sind, denn sie enthalten das für Ihr Knochengerüst wichtige Kalzium und beugen damit einer Osteoporose vor.

Immunstimulantien

Ein starkes Immunsystem – Sie haben es im Kapitel »Unser Immunsystem« gelesen – wird mit einer erstaunlichen Zahl von Krankheitserregern fertig. In Krisenzeiten, d.h. in Zeiten der Krankheit bedarf unser Abwehrsystem der besonderen Unterstützung. Deshalb will ich Ihnen an dieser Stelle noch zwei Mittel vorstellen, die Ihrem Immunsystem während einer Infektion hilfreich unter die Arme greifen können: die sogenannten Immunmodulatoren oder Immunstimulantien. Mit diesen Mitteln hat in den 80er Jahren des 20. Jahrhunderts eine neue Ära begonnen. Durch natürliche pflanzliche Präparate soll das unspezifische, also das angeborene Immunsystem so gestärkt werden, dass der Körper in der Lage ist, mit krankmachenden Eindringlingen fertig zu werden. Das klingt an sich ganz vernünftig, dennoch sind diese Immunmodulatoren bis zum heutigen Tage umstritten. Während manche Ärzte sie als sinnvoll bewerten, sprechen andere ihnen jegliche Wirkung ab. Wieder andere halten sie sogar für schädlich. Tatsache ist, dass zu Beginn der Immunstimulationswelle Studien fehlten, die die Wirksamkeit und Ungefährlichkeit dieser Mittel nachwiesen. Das hat sich heute weitgehend geändert. Viele Präparate haben in der Tat eine gewisse Wirksamkeit. Untersuchungen haben gezeigt, dass durch ihre Einnahme die Zahl der Phagozyten stark ansteigt. Wie Sie wissen, sind das die Fresszellen unseres Abwehrsystems, die eindringende Krankheitserreger vernichten. Einige Immunstimulantien können ihre Versprechen jedoch nicht halten, und es gibt auch welche darunter, die für empfindliche Menschen nicht ganz ungefährlich sind, weil sie allergische Reaktionen auslösen können. Hier gilt es also grundsätzlich, Vorsicht walten zu lassen.

Zuerst stelle ich Ihnen den wohl bekanntesten Immunmodulator, den **Roten Sonnenhut** vor, den es in verschiedenen Präparaten und in unterschiedlichen Zusammensetzungen gibt. Er wird häufig gemischt mit Thuja und wildem Indigo angeboten und zählt in Deutschland zu den am meisten verordneten Heilpflanzen.

Sie kennen die Pflanze schon aus dem Kapitel über harntreibende Tees. Die Heilwirkung der Echinacea angustifolia, wie der korrekte lateinische Name lautet, machen sich die Ureinwohner Nordamerikas schon seit Urzeiten zunutze. Sei es bei der Behandlung von Schlangenbissen, bei Fieber, schlecht heilenden Verletzungen und vielem mehr.

Umfangreiche wissenschaftliche Studien zu dieser Pflanze wurden zwischen 1895 und 1930 in Amerika angestellt, in denen man eine antibiotische, antivirale und antimykotische Wirkung feststellte. Vor rund 50 Jahren kam der Sonnenhut auch nach Europa und fand seinen Platz zunächst vor allem als Schmuckpflanze in Gärten. Aber auch die Wissenschaft kümmerte sich bald um die Inhaltsstoffe der Blume, und es gibt inzwischen auch hier zahlreiche pharmakologische Studien, die der Pflanze ein breites Wirkspektrum attestieren, da sie sowohl vor Bakterien- als auch vor Virusangriffen Schutz bietet und deshalb in der Tat gegen nahezu sämtliche Infektionen des Körpers eingesetzt werden kann. Dazu zählen Grippe, chronische Atemwegsinfektionen, Keuchhusten bei Kindern, gynäkologische Infektionen, rheumatische Arthritis und auch Infektionen der Harnorgane. Echinacea wird heute sogar bei AIDS-Patienten eingesetzt, um ihre Immunabwehr zu stärken. Auch im Kampf gegen Krebserkrankungen und Autoimmunerkrankungen wird speziell dieses Immunstimulans favorisiert. Die Stärke der Sonnenhutwurzel besteht darin, dass sie die Aktivität der Phagozyten, also der Fresszellen, stark anregt.

Ein besonderes Augenmerk muss allerdings auf die Dosierung gerichtet werden. Die ist für jeden Einzelnen individuell anzusetzen. Verfahren Sie bitte nicht nach dem Motto: Viel hilft viel. Das könnte ins Gegenteil umschlagen. Ein Zuviel könnte beispielsweise eine Allergie gegen einen der Inhaltsstoffe auslösen oder sogar die Grunderkrankung verstärken. Als Faustregel wird folgende Einnahme von Ärzten empfohlen:

Bei einer akuten Infektion dreimal täglich 2 bis 4 ml Echinacea-Tinktur einnehmen. Sprechen Sie mit Ihrer Ärztin oder Ihrem Arzt über die exakte Dosierung. Und sollte sich herausstellen, dass Sie gegen irgendeinen Inhaltsstoff allergisch sind, lassen Sie bitte die Finger davon.

Ein anderes Immunstimulans ist weitaus weniger bekannt als der Sonnenhut. Ich wage allerdings zu behaupten, dass es sogar noch effektiver wirkt als diese Heilpflanze. Es handelt sich um den *Ganoderma lucidum*, einen Pilz, den Sie vielleicht unter dem deutschen Namen »Glänzender Lackporling« kennen. Ja, Sie haben richtig gelesen: ein Pilz als Immunstimulans. Als Speisepilz hat er, obwohl in deutschen Wäldern heimisch, keine Karriere gemacht, da er holzig ist und bitter schmeckt. Aber als Helfer des Abwehrsystems ist der Ganoderma geradezu einzigartig.

Die Chinesen wissen um seine Heilkraft schon seit rund 4000 Jahren, wo er als »Ling Zhi«, als »Pflanze der Unsterblichkeit«, zu Ruhm gelangte. Ähnliche Euphorie löste er bei den Japanern aus, die ihm den Namen »Reishi« gaben, was so viel bedeutet wie »Göttliches Heilkraut«. Überhaupt sind Pilze in Asien hochgeschätzte Heilmittel, die bei allen möglichen Erkrankungen erfolgreich eingesetzt werden. In Europa und vor allem in Deutschland macht man sich das schier unendliche Heilpotential dieser Organismen leider nur zögernd in der alternativen Medizin zunutze. Einer, der die Pilze in Deutschland bekannt gemacht hat, ist Prof. Dr. Jan Lelley. Er hat einen Lehrstuhl für Mykologie (Pilzkunde) an der Universität Bonn und leitet eine Versuchsanstalt für Pilzanbau in Krefeld. Sein Buch über die Mykotherapie (Sie finden es im Anhang) kann ich wärmstens empfehlen.

Doch zurück zum Glänzenden Lackporling. Er steckt voller Substanzen, die eine immunstabilisierende und tumorhemmende Wirkung entfalten. Verantwortlich zeichnen dafür die Polysaccharide und Triterpene. Das sind zwei Gruppen, deren zahlreiche Inhaltsstoffe – dazu gehören diverse Vitamine, Mineralstoffe, Proteine, Fette und Spurenelemente – nicht minder zahlreiche Krankheiten bekämpfen können. In Asien liegen umfangreiche Studien vor, die deren Wirksamkeit bei Bluthochdruck, Diabetes, Leberinsuffizienz, Schlaflosigkeit, Herzproblemen, Asthma, Migräne, rheumatischen Erkrankungen und vielem mehr untermauern. In den vergangenen Jahrzehnten kristallisierten sich aber vor allem zwei Anwendungsbereiche deutlich heraus: zum einen in der Krebsbehandlung (zur Verringerung der Nebenwirkungen bei einer Chemotherapie und bei der Nachsorgebehandlung) und zum anderen eben als Immunstimulans. Das geschwächte Immunsystem von AIDS-Patienten wird ebenso erfolgreich mit dem Extrakt aus dem Glänzenden Lackporling behandelt wie Patienten, die unter dem sogenannten Müdigkeitssyndrom leiden.

Eine Therapie mit Pilzpräparaten ist einfach. Sie können sich sicherlich denken, dass der Verzehr des Pilzes nicht sonderlich empfehlenswert ist. Zum einen ist der Glänzende Lackporling, wie schon gesagt, nicht sonderlich schmackhaft, zum anderen müssten Sie solche Unmengen davon essen, dass Ihnen mit der Zeit garantiert der Appetit vergehen würde. Deshalb gibt es verschiedene Möglichkeiten für die Selbstmedikation. Der Pilz wird in Form von Tee, Tabletten, als Tinktur und in Kapseln angeboten. Um Ihr Immunsystem zu stärken, verwenden Sie am besten ein Trockenextrakt in Kapselform, da hier die höchste Konzentration zu finden ist. Nehmen Sie zweimal täglich eine Kapsel ein. Die Dosis kann jedoch auf das zwei- bis dreifache erhöht werden. Nebenwirkungen sind nicht bekannt.

Pilzpräparate können Sie problemlos im Direkthandel (Adressen im Anhang) oder über Ihre Apotheke besorgen.

> Zwei Immunstimulationen mit ganz besonderer Wirkung: Der Rote Sonnenhut und ein Extrakt aus dem Glänzendem Lackporling, einem Pilz.

Aromatherapie: Duftende Öle gegen krankmachende Bakterien

Bei »Aromatherapie« denken Sie wahrscheinlich zuerst an duftende Öllampen, Duftsteine, Blütenblätter und Parfümöle. Doch die Aromatherapie beinhaltet weit mehr als nur das Schnuppern angenehmer Düfte. Die Essenzen können sowohl innerlich als auch äußerlich angewendet werden, helfen bei Magenbeschwerden, Schlafstörungen, Hautproblemen und auch bei Blasenentzündungen. Bestimmte Öle wirken antibakteriell und harntreibend, genauso, wie es bei einer Zystitis erwünscht ist. Es gibt es auch zwei Öle, die sich zur Massage eignen. Die Stoffe dringen über die Haut in den Blutkreislauf und werden im ganzen Körper verteilt. So wirken sie auch heilend auf die Blase.

Bevor ich Ihnen die einzelnen Öle vorstelle, noch ein paar Hinweise zu Qualität und Anwendung der Essenzen.

Im Idealfall gibt Ihnen eine Aromatherapeutin oder eine erfahrene Heilpraktikerin entsprechende Empfehlungen. Ist das nicht möglich, sollten Sie sich in Ihrer Apotheke ausführlich beraten lassen. Wählen Sie nur Öle aus, die 100-prozentig rein sind und keine Zusatzstoffe oder Lösungsmittel beinhalten. Zusatzstoffe können zu einer Beeinträchtigung der Heilwirkung, Lösungsmittel sogar zu einer gesundheitlichen Gefährdung führen. Gerade für die innere Anwendung ist die Reinheit des Öls von besonderer Bedeutung. Ätherische Öle sind sehr stark wirksame Konzentrate. Überschreiten Sie deshalb keinesfalls die angegebene Dosierung. Zwar sind die meisten Öle bei Überdosierung unschädlich, doch gibt es einige, die in hohen Dosierungen toxisch wirken. Das Öl darf nie unverdünnt genommen werden. Durch die hohe Konzentration kann es leicht zu einer Schleimhautreizung kommen.

Normalerweise besteht die Basis zum Mischen aus Honig, Zucker, Joghurt oder Alkohol (75-prozentigem Alkohol aus der Apotheke), das sind genau die Substanzen, die Ihrer entzündeten Blase abträglich sind. Alkohol reizt die Blase, während die beiden »Süßen«, Honig und Zucker, den Bakterien ein wachstumsfreudiges Milieu verschaffen.

Innere Anwendung

Greifen Sie bei einer Blasenentzündung immer zu naturreinem Joghurt mit einem geringem Fettgehalt und ohne Fruchtzusatz. Die Dosierung ist bei allen Ölen gleich: maximal drei Tropfen ätherisches Öl unter einen Esslöffel Joghurt mischen und essen. Dreimal täglich anwenden.

> Nur Öle verwenden, die 100-prozentig rein sind und keinerlei Zusatzstoffe enthalten. Zur inneren Anwendung mischen Sie drei Tropfen Öl mit naturreinem Joghurt

Zum Einnehmen geeignet sind Cajeput-, Eukalyptus-, Sandelholz- und Thymianöl.

Der Cajeputbaum, auch als Buchsbaum oder Silberbaum bekannt, gehört zur Familie der Myrtengewächse und ist in Australien und dem Fernen Osten zu Hause. Das Öl des Baumes wird besonders wegen seiner krampflösenden, schmerzstillenden und antiseptischen Wirkung geschätzt.

Ähnlich effizient ist der Eukalyptus. Die Blätter dieses Baumes sind das Lieblingsfutter der australischen Koalabären. Eukalyptus lindert Schmerzen, tötet Keime und sorgt für eine vermehrte Harnausscheidung.

Liebhaber duftender Essenzen schätzen das aus Ostindien stammende Sandelholz. In der Duftindustrie wird es gerne als Zusatz in Parfums und Seifen benutzt. Wenig bekannt ist jedoch die Heilwirkung des Sandelholzöls. Es desinfiziert und hemmt Entzündungen, bietet Blasenentzündungen somit gleich doppelt Paroli.

Vielseitig zeigt sich Thymianöl, das nicht nur antibiotisch wirkt – die Pflanze kennen Sie bereits aus dem Kapitel »Antibiotika aus der Natur« –, sondern auch harntreibend und krampflösend. Doch Vorsicht! Die Essenz auf keinen Fall überdosieren, sonst treten Vergiftungserscheinungen auf, mit Schweißausbrüchen und Übelkeit. Wer unter einer Schilddrüsenüberfunktion leidet, darf die Thymianessenz grundsätzlich nicht anwenden, da das Öl die Schilddrüse aktiviert (das gilt nur für das Öl, nicht für den Tee, den ich Ihnen bereits als antibiotisches Getränk empfohlen habe). Auch Schwangere müssen wegen der anregenden Wirkung auf die Gebärmutter bei der Einnahme vorsichtig sein und eine Ärztin oder einen Arzt fragen, ob Bedenken bestehen.

> Wer Probleme mit der Schilddrüse hat, darf auf keinen Fall die Thymianessenz verwenden! Das Öl hat einen stark stimulierenden Effekt. Das kann die Symptome, die bei einer Schilddrüsenüberfunktion auftreten, wie Herzklopfen, Fingerzittern, Nervosität, deutlich verstärken. Ebenfalls anregend wirkt Thymianöl auf die Gebärmutter. Deshalb sollten Schwangere sicherheitshalber ihre Ärztin oder ihren Arzt konsultieren.

Äußere Anwendung

Zur Massage eignen sich insbesondere die Öle aus Wacholder und Kamille. Auch hier gilt wieder: Die hochkonzentrierten Substanzen nie unverdünnt verwenden, da es zu Hautreizungen kommen kann. Als sogenannte Trägersubstanzen eignen sich nur Öle, die 100-prozentig rein und kaltgepresst sind, damit die Haut das Öl vollständig aufnimmt und die ätherischen Essenzen ihre volle Heilkraft entfalten.

Als Basis empfehlenswert sind süßes Mandelöl, Weizenkeimöl, Jojoba- und Olivenöl. Auch Öle aus Aprikosenkernen, Sonnenblumensamen, Sojabohnen, Trauben- und Sesamkernen sowie Erdnüssen sind gut zum Mischen verwendbar.

- **Die Dosierung beim Massageöl:** Sechs Tropfen Wacholder- oder Kamille-Essenz mit einem Esslöffel Basisöl Ihrer Wahl vermischen. Beschreiben Sie mit dem Finger eine Acht, dann vermengen sich die beiden Stoffe am besten miteinander.

Bedenken Sie beim Massieren, dass sowohl Ihre Hände als auch der betreffende Körperbereich – im Falle einer Blasenentzündung ist das vorrangig der Unterbauchbereich – warm sein müssen, sonst können Sie nicht richtig entspannen. Sorgen Sie für eine ruhige und angenehme Atmosphäre und massieren Sie in langsamen kreisenden Bewegungen. Die Massage sollte mindestens 20 Minuten dauern, denn solange benötigt der Organismus, um das ätherische Öl aufzunehmen.

Homöopathie:
Heilung durch das Ähnlichkeitsprinzip

In diesem Kapitel wende ich mich einer natürlichen Heilmethode zu, die heute mit Abstand zu den bekanntesten und auch populärsten gehört: der Homöopathie nach dem deutschen Arzt Dr. Samuel Hahnemann (1755-1843). Bei uns werden schon seit längerer Zeit zwei Formen der Homöopathie praktiziert: die klassische, traditionelle, nach der nur ein Mittel während der Therapie angewendet wird, und die komplexe Homöopathie, die den Einsatz mehrerer sogenannter Komplexmittel vorsieht. Diese Mittel können entweder mehrere Substanzen enthalten oder verschiedene Potenzen einer Substanz. Der Vorteil gegenüber den Einzelmitteln: Sie wirken schneller.

Obwohl schon so viel über diese alternative Therapieform geschrieben wurde, möchte ich Ihnen trotzdem an dieser Stelle eine kleine Einführung zu dieser Behandlungsmethode geben.

Zuvor aber noch ein kleiner Hinweis. Die Homöopathie eignet sich sehr gut zur Selbstbehandlung. Allerdings ist das Heilverfahren nicht ganz so einfach, wie es viele gerne glauben machen wollen. Mit Kaufen und Schlucken allein ist es nicht getan. Ein falsches Mittel richtet zwar in der Regel keinen Schaden an, aber der erwünschte Erfolg bleibt natürlich aus und Sie sind frustriert und verärgert. Vor allem wenn Sie Komplexmittel anwenden wollen, sollten Sie nicht einfach drauf los schlucken. Wenn Sie sich damit nicht auskennen, holen Sie Rat bei einem erfahrenen Homöopathen – vielleicht hat die Ärztin oder der Arzt Ihres Vertrauens sogar eine Zusatzausbildung zum Homöopathen gemacht – oder Sie überlassen die Behandlung am Anfang einem Homöopathen. Sie werden rasch mit dem Prinzip der Homöopathie vertrauter, sodass Sie schon bald den Schritt zur Selbstbehandlung wagen können.

Die Homöopathie fußt auf dem Ähnlichkeitsprinzip »Similia similibus curentur«. Das bedeutet übersetzt: »Ähnliches wird durch Ähnliches geheilt«. Hahnemann fand durch einen Zufall heraus, dass ein Präparat, das bei einem gesunden Menschen bestimmte Symptome erzeugt, dieselben Symptome bei einem kranken Menschen heilen kann. Seine weiteren Forschungen mit allen möglichen Substanzen bestätigten dieses erste Ergebnis, und damit war das Ähnlichkeitsprinzip geboren. Dieses bildet die Grundlage jeder homöopathischen Therapie. Obwohl das Heilungsprinzip bereits in der Antike bekannt und sogar schon in den Schriften des griechischen Arztes Hippokrates verankert war, wurde erst durch Samuel Hahnemann die Homöopathie daraus, wie wir sie heute kennen.

»Behandle den Menschen, nicht die Krankheit« war der zentrale Leitsatz von Hahnemann. Ein kranker Patient war für ihn jemand, der aus seinem körperlichen, seelischen oder geistigen Gleichgewicht geraten ist. Um dieses Gleichgewicht wiederherzustellen, war es nach Ansicht Hahnemanns wichtig, den Menschen in seiner Gesamtheit zu sehen, zu analysieren und zu behandeln. Das hat sich bis heute nicht geändert. Wer zum ersten Mal bei einer Homöopathin oder einem Homöopathen ist, wird sich vielleicht über die vielen, hin und wieder gar zusammenhanglos erscheinenden Fragen wundern. Dieses ausführliche Gespräch über Ihre Krankengeschichte, das leicht zwei und mehr Stunden dauern kann, ist jedoch notwendig, um ein möglichst genaues Bild zu bekommen. Je detaillierter die Kenntnisse, desto einfacher ist es für den Homöopathen, die richtige Arznei auszuwählen.

Ziel der Homöopathie ist es, die Krankheitsursache zu beseitigen, und nicht, einzelne Symptome zu kurieren. Viele Symptome bestehen nämlich aus mehreren Komponenten. Und manche haben auf den ersten Blick gar nichts miteinander zu tun, sind für den behandelnden Homöopathen aber sehr bedeutsam. Wichtig für die Wahl des passenden Mittels ist auch die Klärung der sogenannten Modalitäten. Das ist die Frage nach der Verbesserung oder Verschlimmerung der Beschwerden unter bestimmten Bedingungen, wie Wärme, Kälte, Bewegung oder Ruhe.

Bei der Anwendung seiner Medikamente stieß Samuel Hahnemann allerdings auf unerwartete Schwierigkeiten. Die Substanzen, die er verwendete, waren zum Teil so giftig, dass die Behandlungen oft wegen unerwünschter Nebenwirkungen abgebrochen werden mussten. Folgerichtig begann Hahnemann, die Substanzen zu verdünnen, um die Nebenwirkungen zu reduzieren. Doch das funktionierte nur bedingt. Zwar schwand die Giftigkeit, parallel dazu jedoch auch die Heilkraft der Stoffe. Nach zahllosen Experimenten und Fehlschlägen fand Hahnemann dann die Lösung. Zunächst wurde die Substanz verrieben, dann verdünnt und schließlich geschüttelt. Diesen Prozess, der ziemlich kompliziert ist und den ich hier sehr vereinfacht darstelle, nannte Hahnemann »Potenzierung« oder auch »Dynamisierung«. Dadurch wurde es ihm möglich, in seiner Therapie so hochtoxische Stoffe wie Arsen, Quecksilber oder Schlangengifte zu verwenden.

Die Verdünnung der medizinischen Stoffe erfolgt mit neutralen Substanzen wie Alkohol oder Milchzucker in verschiedenen Schritten. Daraus entstehen dann die unterschiedlichen Potenzen. D-, C- und LM-Potenzen (letztere werden häufig auch als Q-Potenzen bezeichnet). Die D-Potenzen werden verdünnt, dann zehnmal geschüttelt, die Verdünnung wird wieder verdünnt, dann erneut zehnmal geschüttelt. Auf diese Weise erhält man D1-, D2-, D3-Potenzen und so weiter. Genauso verfährt man bei den C-Potenzen. Hier wird jedoch nach jeder Verdünnung 100-mal geschüttelt. So werden die sogenannten Hochpotenzen erreicht, wie D100 oder C200. Bei den LM- bzw. Q-Potenzen wird nach den jeweiligen Verdünnungen immer 50.000-mal geschüttelt.

In der Frage der richtigen Potenz gibt es, etwas übertrieben gesagt, so viele unterschiedliche Ansichten, wie es Homöopathen gibt. Dennoch können Sie sich an drei allgemeinen Richtlinien orientieren, die sich bei der langjährigen Anwendung der Homöopathie herauskristallisiert haben:

1. Niedrige Potenzen bis D12 wirken insbesondere bei organischen Beschwerden.
2. Mittlere Potenzen ab C30 sind bei funktionellen Störungen sinnvoll.
3. Die höchsten Potenzen der LM- bzw. Q-Reihe werden bei psychischen und chronischen Erkrankungen eingesetzt.

Die homöopathischen Präparate, von denen manche verschreibungspflichtig sind, werden in Form von Tropfen, Globuli (kleine Streukügelchen), Tabletten und Pulver angeboten. Es ist reine Geschmackssache, für welche Präparatform – Sie können alle in der Apotheke kaufen – Sie sich entscheiden. Beim Thema Dosierung ist in den Büchern meist von »ein bis drei Gaben« die Rede. Eine Gabe entspricht einer Tablette, circa 10 Tropfen, etwa 10 Globuli (auf ein Kügelchen mehr oder weniger kommt es nicht an) oder einer Messerspitze Pulver.

In aller Regel werden die Medikamente dreimal täglich eingenommen:

- 3 x täglich eine Tablette oder
- 3 x täglich 10 Tropfen oder
- 3 x täglich ca. 10 Globuli oder
- 3 x täglich eine Messerspitze Pulver.

Grundsätzlich werden homöopathische Mittel unverdünnt eingenommen und sollen langsam im Mund zergehen. Tabletten und Globuli nicht zerkauen, sondern so lange im Mund behalten (am besten unter der Zunge), bis sie sich aufgelöst haben. Tropfen einige Zeit im Mund belassen, damit die Mundschleimhaut sie besser aufnehmen kann.

Die verschiedenen Präparate

Zur Behandlung einer Blasenentzündung stehen Ihnen verschiedene homöopathische Präparate zur Verfügung. Dazu gehören unter anderem: Aristolochia, Cantharis, Chimaphila umbellata, Dulcamara, Sarsaparilla und Solidago.

Alle diese Präparate wirken insbesondere, wenn Ihre Blasenentzündung durch schmerzhaftes Brennen beim Wasserlassen gekennzeichnet ist. Da die Zystitis eine organische Erkrankung ist, wählen Sie ein niedrige Potenz bis D12. Um eine möglichst rasche Wirkung zu erzielen, nehmen Sie in der akuten Phase jede Stunde eine Gabe (eine Gabe = 10 Tropfen, 10 Globuli, eine Tablette oder eine Messerspitze Pulver). Falls Sie schon einmal homöopathische Mittel ausprobiert haben, wird Ihnen der Begriff »Erstverschlimmerung« sicherlich etwas sagen. Das heißt nichts anderes, als dass nach der Einnahme – das sind oft nur wenige Stunden später – die Beschwerden verstärkt auftreten. Das ist kein Grund zur Verzweiflung. Im Gegenteil. Damit haben Sie die Gewissheit, das richtige Mittel gewählt zu haben. Denn der Körper sagt Ihnen, dass er begonnen hat, die Krankheitsursache zu bekämpfen. Wenn Sie merken, dass die Beschwerden nachlassen, gehen Sie zur Standardtherapie über, die dreimal täglich eine Gabe vorsieht.

Sollten Sie überhaupt keine Wirkung nach der Einnahme eines Präparates verspüren, egal ob zum Besseren oder zum Schlechteren, dann spricht Ihr Organismus nicht auf das von Ihnen ausgesuchte Medikament an, und Sie sollten ein anderes ausprobieren.

> Wenn Sie keine Erfahrung mit der Homöopathie haben, sollten Sie zu Anfang auf eine Selbstbehandlung verzichten und sich einen erfahrenen Therapeuten suchen. Falls bei einer Selbstbehandlung der Erfolg ausbleibt, Sie unsicher sind oder sonst irgendwelche Fragen auftauchen, holen Sie fachkundigen Rat ein.

Akupressur:
Auf den richtigen Punkt gedrückt

Die Traditionelle Chinesische Medizin, kurz TCM genannt, steckt auch heute noch voller Geheimnisse, und so manches kommt uns Europäern merkwürdig vor. Vieles ist mit unserem auf Strategie und Nüchternheit basierenden Denken nicht oder nur schwer zu vereinbaren und noch schwieriger zu erklären. Doch im Laufe der letzten Jahrzehnte, als der Wunsch im Gesundheitswesen nach ganzheitlicher Medizin immer deutlicher zu Tage trat, wurde auch TCM bei uns populärer.

Am bekanntesten ist inzwischen die Akupunktur, die Behandlung mit Nadeln. Und es kann keinen Zweifel mehr daran geben, dass gerade sie erfolgreich eingesetzt werden kann. Es liegen so viele wissenschaftliche Bestätigungen vor, dass sogar die Weltgesundheitsorganisation (WHO) für mehr als 40 Gesundheitsstörungen eine Behandlungsempfehlung mit Akupunktur ausgesprochen hat. Auch eine Zystitis lässt sich gut mit Akupunktur heilen. Wenn Sie eine gute Therapeutin oder einen guten Therapeuten kennen, zögern Sie nicht, sie oder ihn aufzusuchen.

Zur Selbstbehandlung bei Blasenleiden empfiehlt sich die Akupressur. Man bezeichnet dieses Verfahren auch als »Akupunktur ohne Nadeln«. Das ist ziemlich zutreffend, denn an die Stelle der Nadeln tritt die Kraft der Finger, die mittels sanftem Druck bestimmte Punkte stimulieren. Die Akupressur ist Bestandteil der TCM und könnte, wie manche vermuten, sogar noch älter sein als die Akupunktur, die schon seit rund 3.500 Jahren in China praktiziert wird.

Wie bei allen chinesischen Heilmethoden stehen auch bei der Akupressur Yin und Yang im Mittelpunkt. Das sind zwei Energiequellen – man kann sie auch als Pole bezeichnen – die zwar sehr unterschiedliche, aber sich gegenseitig ergänzende Eigenschaften besitzen. Das Eine kommt ohne das Andere nicht aus, vergleichbar mit Tag und Nacht. Es gibt keinen Tag ohne Nacht und umgekehrt. Für die Chinesen verkörpert Yin das Weibliche und bedeutet übersetzt etwa »sanft, dauerhaft, dunkel«. Yang ist das männliche Pendant dazu und bedeutet »kräftig, rasch und hell«. Die Aufgabe der stabilen Yin-Organe – das sind Herz, Lunge, Leber, Milz, Niere – ist es, zu regulieren, zu speichern, zu kontrollieren und zu produzieren. Die Yin-Organe sind sehr energiereich. Im Gegensatz dazu stehen die männlichen Yang-Organe als Hohlkörper, die empfangen, transportieren, verteilen und Energie abgeben. Yang-Organe sind: Gallenblase, Dünn- und Dickdarm, Magen und Blase.

Entscheidend nach chinesischer Vorstellung ist das reibungslose Zusammenspiel der beiden Pole Yin und Yang. Sie erzeugen die Lebensenergie, das sogenannte Qi, das in verschiedenen Meridianen (Energiebahnen) durch den gesamten Körper fließt. Es gibt zwölf Hauptmeridiane, die rechts und links paarig angeordnet sind. Sechs davon sind hauptsächlich mit Yin, den Speicherorganen, verbunden, die anderen sechs gehören zu Yang, den Hohlorganen. Außerdem gibt es noch zahllose Neben- und Extrameridiane. Sämtliche Meridiane sind untereinander verbunden. Am besten stellen Sie sich das Ganze wie ein weitverzweigtes Kanalsystem mit diversen Nebenarmen vor.

Wird das Fließen der Lebensenergie, des Qi, aus irgendwelchen Gründen gestört, behindert oder blockiert, entsteht im Körper ein Ungleichgewicht, das schließlich in einer Krankheit mündet. Um das Qi wieder ungehindert fließen zu lassen, gibt es bestimmte Punkte auf den Meridianen, die durch Nadeln (Akupunktur) oder Druck (Akupressur) beeinflusst werden können. Von diesen Punkten, auch »Reizpunkte« genannt, gibt es rund 365. Die Chinesen betrachten diese Punkte als »Türen« zu den Energiebahnen. Die Punkte und Meridiane tragen alle Namen und Nummern.

Es gibt fünf Punkte, die bei einer Zystitis in Frage kommen. Die Akupressur sollte nicht als alleinige Therapie angewendet werden, da sie lediglich die Symptome lindert. Als Zusatzbehandlung kann sie jedoch die Heilung beschleunigen.

MP 6 ist der Milz-Pankreas-Meridian und trägt den Namen Sanyinjiao, was übersetzt »Verbindung der drei Yin-Meridiane« heißt. Dieser Akupressurpunkt liegt an der Unterschenkelinnenseite, etwa vier fingerbreit über dem Knöchel.

N7 ist der Nierenmeridian mit dem Namen Fuliu – »Der zurückfließende Strom«. Er findet sich an der Fußinnenseite, etwa zwei daumenbreit oberhalb des Knöchels.

Der dritte Akupressurpunkt ist B 60, der Blasenmeridian namens Kunlun oder »Großes Gebirge«. Dieser Punkt befindet sich an der Außenseite des Fußes direkt hinter dem Knöchel.

Der nächste liegt auf dem Meridian KG 4, dem Konzeptionsgefäß 4. Sein

Name: Guanyuan bzw. »Das erste der Passtore«. Er befindet sich auf der vorderen Mittellinie, ungefähr eine gute Handbreit unter dem Nabel.

Der letzte Punkt, Houxi oder »Hinterer Wasserlauf«, liegt auf dem Dünndarmmeridian Dü 3. Sie finden den Punkt an der Außenseite der Hand, bei geschlossener Faust am äußeren Ende der unteren Beugefalte.

Berechtigterweise werden Sie jetzt fragen, woher Sie denn wissen sollen, wann Sie den richtigen Punkt gefunden haben. Das ist gar nicht so schwierig. Verlassen Sie sich dabei ein bisschen auf Ihre Intuition. Betasten Sie den Punkt, den Sie bearbeiten wollen, so lange, bis Sie den Eindruck haben, dass Sie in Ihrem Inneren etwas spüren. Außerdem können Sie davon ausgehen, dass die Meridianpunkte etwas druck- und schmerzempfindlicher sind als andere Punkte.

Wenn Sie schließlich den richtigen Punkt gefunden haben, geht es noch um die Grifftechnik. Zur Selbstbehandlung am besten geeignet sind Reiben, Kneifen, Drücken und Klopfen. Auch das ist nicht schwierig.

Reiben: Mit der Handfläche oder dem Daumen wird der Punkt leicht gerieben oder gestrichen.

Kneifen: Den Punkt mit Daumen- oder Zeigefingernagel leicht kneifen. Wenn Sie vorsichtig vorgehen, können Sie auch mit beiden Nägeln kneifen.

Drücken: Entweder mit dem Daumenballen oder mit mehreren Fingern gleichzeitig den Akupunkturpunkt drücken. Den Druck langsam steigern und langsam wieder zurücknehmen. Sie können auch kreisende Drückbewegungen machen. Daumen-, Zeige- oder Mittelfinger auf den entsprechenden Punkt setzen und kreisend im Uhrzeigersinn massieren.

Klopfen: Mit Daumen oder Zeigefinger Klopfbewegungen auf dem Akupressurpunkt durchführen. Die Bewegung muss aus dem Handgelenk kommen, nicht aus dem ganzen Arm.

Die Stimulation eines Punktes darf natürlich nicht endlos ausgedehnt werden. Sie sollten den gewählten Punkt mindestens 20 Sekunden, aber nicht länger als

60 Sekunden bearbeiten. Sobald Sie ein Gefühl der Wärme verspüren, wissen Sie, dass Sie auf dem besten Wege sind, eine Blockade zu lösen. Vergessen Sie übrigens nicht, die Punkte auf beiden Körperhälften zu stimulieren, da ja alle Meridiane paarig angelegt sind. Wenn nur eine Seite behandelt wird, entsteht ein neuerliches Ungleichgewicht. Und genau das wollen Sie ja vermeiden.

> Denken Sie bei der Stimulation der einzelnen Punkte daran, sie auf beiden Körperhälften zu bearbeiten. Die Stimulation eines Punktes dauert mindestens 20, höchstens 60 Sekunden.

Für eine Selbstbehandlung mit den genannten Akupressurpunkten sollten Sie 15 bis 20 Minuten Zeit einkalkulieren. Wählen Sie einen ruhigen Raum aus, in dem Sie niemand stören kann und der eine angenehme Temperatur hat. Wenn Sie möchten, können Sie Ihre Haut mit einem duftenden Massageöl einreiben. Achten Sie darauf, dass Ihre Hände warm sind.

Für Schwangere und Kinder ist eine Selbstbehandlung mit Akupressur grundsätzlich nicht geeignet. Falls Sie eine schwere Herz-Kreislauf-Erkrankung haben, unter Bluthochdruck, einer infektiösen Hauterkrankung, bakteriellen Infektionen oder Geschlechtskrankheiten leiden, sollten Sie ebenfalls darauf verzichten. Auch verletztes, vernarbtes, entzündetes oder verbranntes Körpergewebe ist für die Akupressur tabu. Sollten Sie dennoch eine Akupressur in Erwägung ziehen, fragen Sie vorher unbedingt Ihre Ärztin oder Ihren Arzt um Rat!

> Akupressur ist keine Therapie für Schwangere und Kinder. Auch wer unter Bluthochdruck leidet oder eine infektiöse Hauterkrankung hat, sollte darauf verzichten.

Hormone schützen die Blase

Während der Wechseljahre klagen besonders viele Frauen über häufig wiederkehrende Blasenentzündungen. Das kann zwei Ursachen haben: erstens, eine Erschlaffung des Beckenbodens, und zweitens, die hormonelle Veränderung. Schwangerschaften, schwere körperliche Arbeit, aber auch eine anlagebedingte Bindegewebsschwäche können zu einer Erschlaffung des Beckenbodens führen. Das hat zur Folge, dass die Organe im Bauchraum, wie Gebärmutter, Darm und Harnblase, leichter absinken können.

Vielen Frauen ist die Gebärmuttersenkung aufgrund erlahmender Haltebänder sicherlich bestens bekannt. Die Absenkung der genannten Organe bleibt für die Harnblase nicht ohne Folgen. Sie gerät in eine Schieflage. Die Harnröhre knickt ab, und wenn dann ein Teil der Harnblase unter dem Blasenausgang liegt, kann die Blase nicht mehr richtig entleert werden. Die Bakterien sammeln sich ungehemmt an und verursachen immer wiederkehrende Blaseninfektionen. Hier hilft vor allem die rechtzeitige Stärkung der Beckenbodenmuskulatur durch konsequente Gymnastik. In manchen Fällen, wenn die Bänder so lose geworden sind, dass sie überhaupt keinen Halt mehr bieten, kann eine Operation notwendig werden. Dabei kürzt man die Haltebänder so, dass die Organe wieder stabil an Ort und Stelle bleiben.

Eine weitere Ursache für ständig wieder aufflackernde Blaseninfekte in den Wechseljahren kann die stetige hormonelle Veränderung sein. Rund 40 Jahre versehen unsere Eierstöcke ihren Dienst, bescheren uns die sogenannten fruchtbaren Jahre. Jeden Monat reift eine befruchtungsfähige Eizelle heran. Wird sie von einer männlichen Eizelle befruchtet, ist der Grundstein für ein neues Leben gelegt. Bleibt die Befruchtung aus, stößt die Gebärmutter die für diesen Zweck aufgebaute Schleimhaut ab, und die Menstruationsblutung tritt ein. Dieser Zyklus ist von der Natur auf eine befristete Zeit angelegt. Ab Ende 40, spätestens Mitte 50 wird die monatliche Eireifung eingestellt, die Eierstöcke bilden sich allmählich zurück.

In den Eierstöcken findet aber nicht nur die Eireifung statt, sondern auch die Produktion der weiblichen Geschlechtshormone Östrogen und Progesteron. Mit der Rückbildung der Eierstöcke wird nach und nach nun auch die Hormonherstellung zurückgefahren. Unser Körper kommt in eine Phase, die wir die Wechseljahre nennen. Und während dieser Zeit finden in unserem Körper tiefgreifende Veränderungen statt, von denen sowohl das vegetative als auch das organische System betroffen sind. Dazu gehört auch die Harnblase. Mit abnehmender Hormonproduktion werden die Muskeln schlaffer, die Schleimhäute trockener, spröder und dünner, es kommt leicht zu Rissen. Damit gelingt es krankmachenden Keimen und Bakterien leider schneller, eine Harnweginfektion auszulösen.

Wenn also ein unausgeglichener Hormonhaushalt der Grund für ständig wiederkehrende Blasenentzündungen ist, kann unter Umständen eine Hormontherapie sinnvoll sein. Das ist allerdings ein Gebiet, das immer wieder ins Zwielicht gerät und bei dem viele Frauen vielleicht abwehrend die Hände heben. Auch die Zahl der Ärztinnen und Ärzte, die noch vor kurzem recht schnell bereit waren, ihren Patientinnen eine Hormonersatztherapie zu verordnen, wird zusehends geringer. Immer mehr Fachärzte und Fachgesellschaften äußern sich kritisch und distanziert zum Thema Hormone.

Grund dafür sind die zahlreichen Studien der vergangenen Jahre, deren Untersuchungsergebnisse nun auf dem Tisch liegen. Und die entsprechen bei weitem nicht den Erwartungen, die man in die HET, die Hormonersatztherapie, gesetzt hat. Wir wissen alle, dass die nachlassende Östrogenproduktion in der Menopause bei Frauen zu Osteoporose und Herz-Kreislauf-Erkrankungen führen kann. Mit der Hormonersatztherapie glaubte man daher, gleich mehrere Fliegen mit einer Klappe zu schlagen. Zum einen wurden Hormone als »Wundermittel« gegen sämtliche Wechseljahrbeschwerden, wie Depressionen oder Hitzewallungen, gepriesen – und man sah sie auch als Garant langwährender Jugend, zum anderen eben als Präventivmedikation bei Gefahr von Knochenschwund und Herzerkrankungen. Gleichzeitig schwebte aber auch immer das Damoklesschwert einer erhöhten Gefahr von Krebserkrankungen über der gelobten HET.

Die Kehrseite der Hormon-Medaille tritt jetzt so langsam zutage. Tatsächlich beugen Hormone der Osteoporose vor und schützen sogar vor Dickdarmkrebs. Aber – und das ist die Nachricht, die alle letztlich bestürzt – die Hormoneinnahme hat auch eine deutliche Zunahme von Schlaganfällen, Herzinfarkten und Krebserkrankungen der weiblichen Geschlechtsorgane zur Folge. Außerdem steigt die Zahl der Thromboseerkrankungen. Besonders beeindruckend ist in diesem Zusammenhang die Studie der *Women's Health Initiative*, an der über 16.000 amerikanische Frauen teilgenommen haben. Auf zwei positive Verläufe unter Hormoneinwirkung kommen sechs negative. Diese Daten führten fast über Nacht zu einem radikalen Wandel bezüglich der Einstellung zu Hormonen. Allerdings nur, und das möchte ich betonen, was die altersbedingten Hormondefizite angeht. Also alle Hormonmängel, die mit dem natürlichen Vorgang des Älterwerdens, und damit der Wechseljahre zu tun haben. Andere, das heißt, krankheitsbedingte Hormonmängel müssen nach wie vor entsprechend behandelt und ausgeglichen werden.

Entsprechend zurückhaltend reagieren inzwischen die Mediziner bei der Verabreichung von Hormonen. Nur bei wirklich sehr starken Beschwerden während des Klimakteriums und nur nach einer sorgfältigen Risiko-Nutzen-Abwägung raten sie zur HET. Es bedarf einer genauen Anamnese der Patientin, bevor eine Entscheidung getroffen wird. Die zu verordnende Hormondosis soll so niedrig wie möglich sein. Frauen ohne Gebärmutter werden ausschließlich mit Östrogenen behandelt. Frauen mit Gebärmutter bekommen ein Östrogen-Gestagen-Präparat. Während einer Hormonersatztherapie sollte die Patientin unbedingt einmal im Jahr zu ihrer Ärztin oder ihrem Arzt gehen, um die Therapie überprüfen und, wenn nötig, korrigieren zu lassen.

Sie werden mir diesen Umweg sicher verzeihen. Ich meine, dass es wichtig ist zu wissen, ob Hormone sinnvoll sind oder nicht und auf welcher Grundlage man seine Entscheidung, gemeinsam mit dem Arzt, trifft. Doch nun zur Frage, die sich stellt, wenn diagnostiziert wird, dass tatsächlich die Hormone schuld sind an Ihren ständigen Blaseninfekten. Vor allem sollten Sie eines nicht tun: verzweifeln. Es gibt für jedes Problem eine Lösung, und in diesem Fall heißt sie: Phytoöstrogene. Vorausgesetzt, bei Ihnen liegen keine anderen medizinischen Indikationen vor, die eine Hormonersatztherapie unumgänglich machen bzw. ausschließen, können Sie zu pflanzlichen Hormonen greifen. »Also doch Hormone«, werden Sie sagen. Ja, aber diese sind von ganz besonderer Art.

Aufmerksam wurde die Wissenschaft auf die Phytoöstrogene schon vor Jahren durch Untersuchungen in Japan. Bemerkenswert fanden die Forscher, dass japanische Frauen weniger Herzerkrankungen bekommen, kaum an bestimmten Tumorerkrankungen wie Brustkrebs erkranken und Wechseljahrbeschwerden so gut wie gar nicht kennen. In Japan gibt es nicht einmal ein Wort für das Klimakterium. Nun fingen die Forscher natürlich an, nach den Ursachen zu forschen. Und dabei stießen sie auf die Ernährungsgewohnheiten. In Japan ist Soja ein Grundnahrungsmittel, und dieses enthält Phytoöstrogene.

Die pflanzlichen Hormone werden in drei Gruppen unterteilt: Isoflavone, Lignane und Coumestane. Isoflavone kommen vor allem in hoher Konzentration in der Sojabohne vor. Japanerinnen nehmen durchschnittlich bis zu 80 mg Isoflavone pro Tag durch ihre sojareiche Ernährung auf. In den westlichen Ländern liegt der Tagesdurchschnitt dagegen bei maximal drei Gramm.

Dass eine genetische Veranlagung der Japanerinnen nicht der Grund für ihre bessere Gesundheit sein kann, belegen spätere Migrationsstudien. Japanerinnen, die nach Amerika oder in ein anderes westliches Land auswanderten, änderten sowohl ihren Lebensstil als auch die Ernährungsweise. Und damit einher ging bei ihnen ein deutlicher Anstieg von Herzerkrankungen, Brustkrebsraten, Osteoporose, und sie litten zunehmend unter Wechseljahrbeschwerden. Ähnliche Ergebnisse liegen übrigens für japanische Männer vor. Das Prostatakarzinom ist in ihrem Heimatland nahezu unbekannt. Wandern die Männer aber aus und ändern ihre Ernährungsgewohnheiten, sprich, streichen Soja vom Speiseplan, steigt bei ihnen ebenfalls die Krebsrate. Damit wurden die Phytoöstrogene als krebspräventive Substanzen entdeckt.

Aufgrund dieser Tatsachen schenkt man auch hierzulande den Phytoöstrogenen mehr Aufmerksamkeit. Denn sie weisen in der Tat eine ganze Reihe von Vorteilen auf. Sie erhöhen nachweislich nicht das Brustkrebsrisiko. Im Gegenteil. Sie beugen dieser Erkrankung sogar vor, da Phytoöstrogene eine Doppelrolle spielen. Sie entfalten sowohl eine östrogene als auch eine antiöstrogene Wirkung. Möglich ist das durch zwei Östrogenrezeptoren, Alpha- und Betarezeptoren. Das bedeutet, dass diese Hormone sich an verschiedenen Stellen im Körper unterschiedlich verhalten. Im Bereich der Brust wirken sie als Hormonblocker und reduzieren damit das Brustkrebsrisiko, während sie z.B. im Bereich der Knochen Östrogen ausschütten und damit der Osteoporose vorbeugen. Die pflanzlichen Hormone schützen außerdem Herz, Knochen und wirken den Freien Radikalen entgegen.

Wenn sich Ihre Blase – und nun sind wir wieder beim Thema – aufgrund eines Hormonmangels häufiger entzündet, sprechen Sie mit Ihrer Ärztin oder Ihrem Arzt über die Alternative einer pflanzlichen Hormontherapie.

> Mit Phytoöstrogenen haben Sie wirksame Substanzen gegen eine hormonbedingte Blasenentzündung zur Verfügung, die »so ganz nebenbei« auch Ihre Wechseljahrbeschwerden mildern.

Falls Sie eine konventionelle Hormonbehandlung aus welchen Gründen auch immer ablehnen, gibt es also eine andere Möglichkeit. Machen Sie es wie die Japanerinnen: Essen Sie einfach die benötigten Hormone, denn noch natürlicher geht es wirklich nicht. Phytoöstrogene kommen, wie schon gesagt, vor allem in der Sojabohne und deren Produkten vor, wie Sojamilch, Tofu (Sojabohnenquark), Miso (Sojabohnenpaste) und natürlich in der Sojasauce. Aber keine Panik, Sie müssen nicht Ihre gesamten Essgewohnheiten umstellen – obwohl die asiatische Küche die gesündeste und schmackhafteste der Welt ist (auch wenn sich über Geschmack trefflich streiten lässt). Es gibt nämlich auch andere Hormonlieferanten aus der (westlichen) Natur, als da wären: Gerste, Roggen, Weizen, Leinsamen, Sesam, Knoblauch, Linsen, Bohnen, Sonnenblumenkerne, Kichererbsen, Möhren, Spargel, Broccoli, Erbsen, Lauch, Pfirsiche, Kürbisse und Anis. Sie können also aus einem reichen Fundus schöpfen und Ihrer Phantasie in der Küche freien Lauf lassen.

Prophylaxe – so können Sie eine Zystitis verhindern

Kommen wir zu einem wichtigen Kapitel, das Ihnen helfen soll, in Zukunft eine Blasenentzündung zu verhindern – nach dem Motto »Einmal und nie wieder«. Prophylaxe ist möglich und gar nicht sonderlich schwierig. Aber: Ein bisschen müssen Sie schon tun, denn bei der Umsetzung ist Ihre Mithilfe gefragt.

Damit Sie einen umfassenden Überblick bekommen, liste ich Ihnen zunächst einmal in Stichpunkten auf, worauf es bei der Vorbeugung ankommt. Dabei werden Sie sehen, dass es eigentlich ganz einfach ist. Auf die einzelnen Punkte gehe ich danach ausführlich ein, damit Sie auch entsprechende unterschiedliche Anhaltspunkte für die Durchführung im Alltag haben.

- Viel trinken
- Immunsystem stärken
- Hygiene beachten
- Den Unterleib warm halten
- Harn ansäuern
- Schieben Sie keinesfalls den Gang zur Toilette auf

Viel trinken:
Zwei Liter pro Tag müssen sein

Beginnen wir mit Ihren Trinkgewohnheiten. Was bei der Behandlung eines Blaseninfektes das A und O ist – Sie erinnern sich sicherlich an das Kapitel »Trinken, trinken und nochmals trinken« –, gilt natürlich auch bei der Vorbeugung einer Zystitis. Trinken Sie! Zwei Liter sind ein Muss, drei wünschenswert. Ihre Flüssigkeitsaufnahme muss so hoch sein, dass Sie Ihre Blase vier- bis sechsmal täglich, alle drei bis vier Stunden, zur Gänze entleeren können. Höre ich Sie stöhnen, weil Sie glauben, so viel können Sie gar nicht trinken? Doch, Sie können. Tricksen Sie einfach ein bisschen. Halten Sie in Ihrer Nähe grundsätzlich eine Flasche Wasser oder eine Kanne Tee bereit, oder was immer Sie trinken wollen, und daneben ein Glas, das immer gefüllt sein muss. Auch wenn es anfangs etwas Überwindung kostet, nach zwei, drei Tagen entwickelt sich ein Automatismus, der Sie immer wieder zum Glas greifen lässt. Und Sie werden staunen, wie schnell Sie Ihr Pensum schaffen. Als Getränke eignen sich Wasser, Kräutertees, ungesüßte Obst- und Gemüse- säfte, die – mit Wasser vermischt – wunderbare Durstlöscher sind. Seien Sie zurückhaltend im Umgang mit Getränken, die Ihre Blase reizen, wie Kaffee, Schwarztee und Alkohol. Und wie schon gesagt, trinken Sie vor und nach dem Geschlechtsverkehr ein großes Glas Wasser. Auch wenn es nicht sehr kuschelig ist, gehen Sie gleich (das heißt, innerhalb von 15 Minuten) nach der Liebe zur Toilette, denn so werden die meisten Erreger gleich wieder aus- gespült und bekommen keine Chance, sich festzusetzen.

Stärken Sie Ihr Immunsystem

Ich möchte an dieser Stelle noch einmal nachdrücklich sagen: Nur ein gesun- des Immunsystem ist in der Lage, mit Krankheitserregern fertig zu werden. Also, unterstützen und stärken Sie Ihre Abwehr nach Kräften! Ich zeige Ihnen, wie es geht, und Sie werden feststellen, dass es gar nicht so mühsam ist, wie Sie befürchten – sondern sogar Spaß macht.

Beginnen wir mit einem vergnüglichen, weil lustbetonten Teil der Immun- stärkung. Sie essen doch bestimmt gerne und sind kulinarischen Genüssen nicht abgeneigt. Seien Sie hemmungslos, insbesondere, wenn es sich um vita- minreiche Lebensmittel wie Obst, Salat und Gemüse handelt. Die gehören nämlich täglich auf den Tisch. Vor allem die Vitamine A, B5 und B6, C und E sind Balsam für Ihr Immunsystem. Warum gerade diese?

Lassen wir dem Vitamin A, auch Retinol genannt, den Vortritt. Das ist nämlich auch das wichtigste Vitamin für unsere Abwehr. Es hat die Aufgabe, Ihre Schleimhäute in tadellosem Zustand zu halten, damit sie Viren und Bakterien abwehren und ihre Zellen erneuern können. Und da die Krankheitskeime als erste Barriere die Schleimhäute überwinden müssen, liegt es nahe, diese auch nach Kräften zu schützen.

Ein Vitamin-A-Mangel führt zu häufig wiederkehrenden Infekten. Der Bedarf lässt sich jedoch leicht decken. Etwa 1 mg benötigt der Körper täglich. Mit einer Karotte und drei Tomaten haben Sie das Ziel schon erreicht. Besonders reich an Vitamin A sind Leber (Vorsicht, wegen der Schadstoffbelastung durch Cadmium maximal einmal wöchentlich essen), Spinat, Grünkohl, Kürbis, Aprikosen, Paprika, Papaya, Broccoli und Melonen. Eine Überdosierung brauchen Sie nicht zu fürchten, solange Sie Ihren Vitaminbedarf auf natürliche Weise decken und keine Tabletten nehmen.

Und da wir schon bei diesem Thema sind, möchte ich Ihnen dringend ans Herz legen, Ihrem Körper Vitamine und Mineralstoffe grundsätzlich auf natürlichem Wege zuzuführen. Also mit Obst, Gemüse, Salat, Vollkorn- und Milchprodukten, Fisch und Hülsenfrüchten. Vitamintabletten ersetzen keinesfalls eine gesunde Ernährung, sie können sich unter Umständen sogar schädigend auf Ihre Gesundheit auswirken. Wussten Sie zum Beispiel, dass Vitamin-C-Präparate den Heilungsverlauf von Muskelverletzungen verzögern? Tatsache ist, dass Vitamine aus dem Labor anders wirken als die natürlichen, da die natürlichen immer in Kombination mit anderen, dem jeweiligen Obst oder Gemüse zugehörigen Substanzen und Biostoffen verzehrt werden. Und nur in dieser Kombination können sie auch die gewünschte Wirkung entfalten.

Also weiter mit den natürlichen Vitaminen. Zur Gruppe der B-Vitamine gehören u.a. B5 und B6. Vitamin B5 ist auch bekannt als Pantothensäure, B6 wird als Pyridoxin bezeichnet. B5 verhindert Entzündungen, da es an der Produktion von körpereigenen Corticoiden beteiligt ist, die bekanntlich Entzündungen hemmen. B6 reguliert das Immunsystem. Ein Mangel führt zu einer sinkenden Qualität unserer Antikörper, die für das Aufspüren und Vertreiben von Krankheitserregern zuständig sind, wie Sie bestimmt noch aus dem Kapitel »Unser Immunsystem« in Erinnerung haben. Bezüglich des täglichen Bedarfs sind diese beiden Vitamine recht bescheiden. An Pantothensäure benötigen Sie rund 6 mg, an Pyridoxin gerade mal 1-1,5 mg.

Die Pantothensäure, das Vitamin B5, finden Sie in Weizenkleie (2,85 mg) und Haferflocken (1,10 mg), Eigelb (0,75 mg), Broccoli (1,30 mg), diversen Käsesorten wie Camembert, Limburger und Roquefort (je 1,10 mg), sowie in Vollmilch (0,31 mg), Champignons (2,10 mg) und Fischen wie Forelle (1,82 mg), Hering und Makrele (je 1,35 mg). Besonders viel Pantothensäure steckt in der Leber mit 7,70 mg; aber wie schon erwähnt, sollten Innereien maximal einmal pro Woche gegessen werden. Sämtliche Angaben beziehen sich übrigens immer auf 100 g.

Vitamin B6 (Pyridoxin) finden Sie in Schweinefleisch (0,40 mg), Pute (0,35 mg), Rinderhack (0,30 mg), Leber (0,90 mg), Vollkornbrot (0,35 mg), Bananen (0,34 mg), Sojabohnen (0,86 mg), Möhren (0,30 mg). Wenn Sie am Tag eine Banane essen, haben Sie schon mehr als reichlich an Vitamin B 6 aufgenommen.

Das bekannteste, am häufigsten untersuchte und in der Dosierung umstrittenste Vitamin ist mit Abstand das Vitamin C, auch Ascorbinsäure genannt. Seine vorrangigste Aufgabe im Körper ist die, Krankheiten zu bekämpfen. Ohne Ascorbinsäure sind unsere Antikörper und Fresszellen im Immunsystem aufgeschmissen, sie können ihre Arbeit nicht verrichten. Folge: Wir werden krank. Also, lassen Sie Ihre körpereigene Abwehr nicht im Stich, sondern geben Sie ihr das benötigte Vitamin. 100 mg pro Tag rät die Deutsche Gesellschaft für Ernährung (DGE). »Viel zu wenig«, sagen dagegen amerikanische Wissenschaftler und fordern, je nach körperlicher Aktivität, zwischen 500 und 3.000 mg. Neuere Erkenntnisse zielen auf Werte zwischen 30 und 50 mg pro Tag. Damit hätten Sie mit einer halben Kiwi oder einer halben Grapefruit bereits ihren Tagesbedarf zufriedenstellend gedeckt.

Ich bin allerdings der Ansicht, dass Sie mit 200 bis 300 mg pro Tag gut bedient sind. Dass ich eher die üppigere Dosierung gerade bei diesem Vitamin vorziehe, hat zwei Gründe. Zum einen: Der Körper kann von dem ihm angebotenen Vitamin nur rund 80 Prozent verwerten. Denn Vitamin ist wasserlöslich und jeder Überschuss wird sofort ausgeschieden. Deshalb ist es ganz wichtig, dass Sie Vitamin C über den Tag verteilt aufnehmen. Untersuchungen haben nämlich gezeigt, dass bei einer einmaligen Aufnahme von 5 g Vitamin C nur 1 g im Darm resorbiert wird. Wird die gleiche Menge jedoch auf fünf Portionen à 1 g verteilt, erreicht man eine Ausbeute von 80 Prozent. Wenn Sie also täglich 200 bis 300 mg Vitamin C über den Tag verteilt aufnehmen, erreichen Sie einen tatsächlichen Spiegel von 160 bis 240 mg. Zum anderen: Stress ist ein Vitamin-C-Räuber. Und da wir letztlich täglich von Stress in irgendeiner Form, sei es in Schule, Beruf oder Alltag, begleitet werden, ist die Chance groß, dass wir bei einer niedriger dosierten Vitamin-C-Menge nicht mehr ausreichend davon aufnehmen. Sollte es wirklich einmal zu viel sein, entsteht kein Schaden. Der Körper scheidet es ohnehin aus.

Die Auswahl der Nahrungsmittel mit Vitamin C ist groß. Sie können aus dem Vollen schöpfen: schwarze Johannisbeeren (175 mg), Kiwi (100 mg), Grapefruits (40 mg), Zitronen (55 mg), Orangen (50 mg), Äpfel (12 mg), Erdbeeren (65 mg), Broccoli (115 mg), Paprika (140 mg), Fenchel (95 mg), Blumenkohl (75 mg), Rosenkohl (112 mg), Kohlrabi (65 mg), Tomaten (25 mg).

Wichtig für den Immunschutz ist auch Vitamin E. Es besitzt entzündungshemmende Eigenschaften und kämpft gegen Freie Radikale, das sind instabile Sauerstoffmoleküle, die unsere Körperzellen angreifen und zerstören können. Mit rund 15 mg Vitamin E täglich können Sie das verhindern. Das ist ganz leicht, wenn Sie in Ihrer Küche Pflanzenöle mit Vitamin E benutzen. Damit haben Sie bereits alles getan. Weizenkeimöl hat am meisten Vitamin E mit 175 mg pro 100 g, gefolgt von Sonnenblumenöl mit 62,50 mg. Auch Butter (2,8 mg), Walnüsse (6,20 mg) und Leinsamen (3 mg) enthalten das Vitamin, ebenso einige Gemüse, wie Spargel (2 mg), Grünkohl (1,70 mg), Vollkorngetreide (1,6 mg) und Milch (0,1 mg).

Neben den genannten Vitaminen sind auch Mineralien und Spurenelemente, wie Zink, Eisen und Selen, für ein gut funktionierendes Abwehrsystem notwendig. Zink beispielsweise ist an der Produktion von Antikörpern beteiligt. Bei einem Eisenmangel reduziert sich die Funktionstüchtigkeit von Fress- und Abwehrzellen im Immunsystem. Eisen ist u.a. wichtig für die Produktion von Blutfarbstoff, den Sauerstofftransport und die Zellatmung. Zu wenig Eisen hat einen Mangel an Blutfarbstoff zur Folge, und das wiederum zieht eine verminderte Funktionsfähigkeit der Fress- und Abwehrzellen nach sich. Selen hat in den letzten Jahren zunehmend als immunschützendes Spurenelement an Bedeutung gewonnen. Ihm wird eine antioxidative Wirkung attestiert. Antioxidantien halten krankmachende aggressive Sauerstoffmoleküle in Schach.

Die Kombination von Vitamin E und Selen gilt als Powerpaket für das Immunsystem.

An Zink benötigt der Körper rund 10 mg am Tag. Reichlich finden Sie davon in Geflügel, Lamm und Vollkorn. 150 g Ente enthalten 4,1 mg, 150 g Lammkeule 5,6 mg, 175 g Weizenmischbrot 6,1 mg, in 75 g Linsen stecken 3,8 mg und in 60 g Haferflocken 2,6 mg.

Der Eisenbedarf liegt bei 10 mg täglich. 150 g Truthahn bieten 3 mg Eisen, 150 g Lammkotelett 3,3 mg, 150 g Kaninchen 5,3 mg, 175 g Roggenschrot- und Vollkornbrot 5,3 mg, 75 g Linsen 5,6 mg, 200 g rohe Karotten 4,2 mg, 100 g Pfifferlinge 6,5 mg, 200 g Erdbeeren 3,8 mg.

Die Angaben für den Tagesbedarf an Selen schwanken laut der Deutschen Gesellschaft für Ernährung zwischen 30 und 70 Mikrogramm (µg). Wenn Sie sich bei 50 µg einpendeln, liegen Sie sicher richtig. Meerestiere sind mit besonders viel Selen gesegnet. 100 g Hummer bringen 130 µg, 100 g Scholle 60 µg, 100 g Miesmuscheln 48 µg mit. 100 g Weizenvollkornbrot bringt es auf 55 µg, 100 g getrocknete Sojabohnen auf 60 µg, 100 g Eierteigwaren auf 65 µg und 100 g Hühnerbrust immerhin noch auf 12 µg.

> **Eine gesunde Ernährung – vollwertig, vitaminreich, fett- und zuckerarm – ist die Basis für ein gut funktionierendes Immunsystem.**

Ein äußerst preiswertes Mittel zur Immunstärkung ist der Schlaf. Rund ein Drittel des Tages verbringen wir im Bett. Während dieser Phase ruht sich der Körper aus. Unser Stoffwechsel und die Organe arbeiten auf Sparflamme, verbrauchte Energiereserven werden wieder aufgebaut. Für unser Immunsystem ist das die wichtigste Phase im 24-Stunden-Rhythmus. Tagsüber ist es ständig im Einsatz, mit der Abwehr von Krankheitskeimen und schädlichen Substanzen aus der Luft beschäftigt. Während der Nachtzeit ist es zwar auch in Hab-Acht-Stellung, aber das Immunsystem kann dennoch seine Batterien wieder aufladen, neue Kräfte tanken, ohne von äußeren Einflüssen gestört und unterbrochen zu werden.

Nun taucht sicherlich in diesem Zusammenhang eine uralte Frage wieder auf, nämlich die nach der richtigen Schlafdauer. Aber – auch wenn Sie es gerne hören würden – die gibt es nicht. Schlafen ist eine sehr individuelle Angelegenheit, und jeder Mensch braucht unterschiedlich viel Schlaf. Kurzschläfer zitieren gerne Napoleon, der nur vier Stunden pro Nacht geschlafen haben soll und alle, die erst nach acht Stunden die Augen öffneten, als Dummköpfe abstempelte. Als einen solchen würde man den großen Physiker Albert Einstein wohl kaum bezeichnen, und der Wissenschaftler schlief immerhin bis zu zwölf Stunden pro Nacht. Auch der Deutschen liebster Dichter und Denker Johann Wolfgang von Goethe brachte es auf neun Stunden Nachtruhe. Er widmete dem seligen Schlummer sogar diverse Gedichte und in einem Brief gestand er seine Schwäche seiner innigen Freundin Charlotte von Stein mit den Worten: »Ich habe nur zwei Götter: dich und den Schlaf«. Wer wollte angesichts dieser schwärmerischen Worte noch den Stab über Langschläfer brechen?

Wie Sie sehen, ist das Schlafverhalten der Menschen schon seit Menschengedenken unterschiedlich. Während die einen mit beneidenswert wenigen sechs Stunden auskommen, brauchen die anderen, zu denen gehöre auch ich, acht Stunden, um am nächsten Tag fit, ausgeruht und belastbar zu sein. Machen Sie sich also wegen der Schlafdauer nicht verrückt. Auch die Wissenschaft hat keine Normwerte zu bieten. Wichtig ist, dass Sie sich am nächsten Morgen körperlich und seelisch ausgeruht und ausgeglichen fühlen. Dann ist nämlich auch Ihr Immunsystem in der Lage, seine wichtige Arbeit gut zu erledigen. Dann gibt es noch diese alte Mär, dass der beste Schlaf der vor Mitternacht sei. Schlafwissenschaftler haben diesen Irrglauben längst entkräftet. Erwiesen ist, dass die ersten Stunden des Schlafes am tiefsten und erholsamsten sind. Das sind nämlich die sogenannten Tiefschlafphasen, die vor allem in den ersten drei Stunden eintreten. Wann diese Tiefschlafphase einsetzt, ob um 22 Uhr abends oder um 2 Uhr morgens – je nachdem, wann man zu Bett geht – hat auf die Schlafqualität keine Auswirkungen. Es hat also keinen Sinn, dass Sie sich um 23 Uhr ins Bett quälen, wenn Sie eigentlich erst zwei Stunden später bettreif sind. Sie sehen, auch das ist individuell sehr unterschiedlich und hängt natürlich mit Ihrer Neigung zusammen. Sind Sie Lerche oder Eule? Während der Morgenmensch Lerche schon um sechs Uhr früh frohgemut sein Liedchen trällert, zieht der Nachtmensch Eule ungnädig die Bettdecke über den Kopf, ist dafür bis spät in die Nacht aktiv, während die Lerche längst das warme Nest aufgesucht hat.

Genug geschlafen. Kommen wir zu einem Thema, bei dem Ihr Immunsystem garantiert gereizt reagiert: Nikotin. Rauchen schadet Ihrer Gesundheit. Es kommt nicht von ungefähr, dass diese Warnung der EG-Gesundheitsminister seit einigen Jahren auf jeder Zigarettenschachtel zu lesen ist. Denn Nikotin erhöht nachweislich das Krebsrisiko. Die Immunabwehr ist diesem ständigen Schadstoffbeschuss auf Dauer nicht gewachsen, und das zeigt sich in dramatisch ansteigenden Zahlen: Jährlich gibt es in Deutschland rund 140.000 durch Tabakkonsum bedingte Todesfälle. Tabak hat zudem einen negativen Einfluss auf den Hormonhaushalt. Insbesondere auf die Östrogene, die nicht nur auf die Geschlechtsorgane wirken, sondern auch das Immunsystem beeinflussen. Das Rauchen lässt den Östrogenspiegel sinken, das Immunsystem bekommt Lücken, und die Gefahr von Krankheiten steigt. Dabei ist eine Harnblasenentzündung noch eine völlig harmlose Angelegenheit, wenn man dagegen Krankheiten betrachtet wie etwa Lungenkrebs, Herzinfarkt (Raucherinnen sind viermal mehr gefährdet als Nichtraucherinnen) oder Osteoporose. Rauchende Frauen altern übrigens biologisch schneller, weil sie im Durchschnitt zwei Jahre früher in die Wechseljahre kommen. Außerdem sehen Raucherinnen älter aus, denn das Nikotin beeinträchtigt die Versorgung der Haut, lässt sie grau und fahl erscheinen, und im Gesicht graben sich übermäßig viele Falten ein.

Wollen Sie sich jetzt wirklich eine Zigarette anstecken? Lassen Sie sie stecken. Sie werden sehen, es geht auch ohne. Ich weiß, wovon ich rede. Vor 16 Jahren habe ich das Rauchen aufgegeben. Einfach so mit der Hauruckmethode, von heute auf morgen. Falls Sie noch rauchen, sollten Sie anfangen, damit aufzuhören. Dafür ist es nie zu spät. Und wenn Sie es nicht alleine schaffen, holen Sie sich professionelle Hilfe. Ob Gruppentherapie, Entspannungsmethoden, Hypnose, Akupunktur oder Entwöhnungspflaster. Diese Hilfsmittel sind keine Schande, sondern ein Beweis dafür, dass Sie es mit Ihrer Gesundheit ernst meinen. Viel Erfolg!

Auch mit Alkohol sollten Sie vorsichtig umgehen. Zum einen schwächt er das Immunsystem, zum anderen reizt er, wie schon beschrieben, eine anfällige Blase noch zusätzlich. Hin und wieder ein Glas Wein oder Bier, das ist sicherlich kein Thema. Aber regelmäßigen Konsum sollten Sie auf jeden Fall vermeiden.

> Rauchen, Alkohol, Stress und Schlafmangel sind die schlimmsten Feinde unseres Immunsystems.

Stress im Übermaß ist ebenfalls schädlich für unser Abwehrsystem. Denn unter Stress wird die Ausschüttung des Hormons Kortisol angeregt, das die Arbeit des Immunsystems unterdrückt. Zuviel Stress macht krank. »Die hat gut reden«, werden manche jetzt vielleicht sagen. Zwei Kinder, Haushalt und Beruf, da bleibt der Stress einfach nicht aus. Wenn dem so ist, dann sollten Sie auf jeden Fall eine Entspannungstechnik erlernen, um Körper und Seele wenigstens einmal am Tag eine Verschnaufpause zu gönnen. Untersuchungen haben gezeigt, dass Entspannung das Immunsystem günstig beeinflusst. Zum Stressabbau wird vor allem das autogene Training eingesetzt. Sie können das problemlos selbst erlernen. Entweder aus Büchern (siehe Anhang) oder in Kursen an der Volkshochschule. Auch Atemtechnik, Autosuggestion oder Stretching sorgen für Entspannung. Vielleicht haben Sie aber Ihre ganz eigene Art, mit Stress umzugehen. Kopfhörer auf und ein schönes Konzert hören, oder ungestört ein Buch lesen oder in der Küche ein neues Rezept ausprobieren. Was immer Sie tun, Hauptsache, am Ende entstehen innere Ruhe, Zufriedenheit und Gelassenheit.

Eine andere Form des Stressabbaus und vor allem des Immuntrainings ist Sport. Und so wie es nie zu spät ist, mit dem Rauchen aufzuhören, so ist es auch nie zu spät, um körperlich aktiv zu werden. In zahllosen Studien wurde nachgewiesen, dass Bewegung nicht nur die Zahl der Killerzellen und Antikörper erhöht, sondern auch ihre Aktivität steigert. Wichtig ist, dass Sie kontinuierlich dran bleiben. Also nicht einmal am Wochenende die Turnschuhe anziehen, um im Wald zu laufen. Das erhöht im Gegenteil eher den Stressfaktor und schädigt das Immunsystem. Sinnvoller ist es, dreimal wöchentlich zu trainieren, ideal wären fünf Trainingseinheiten pro Woche.

Anfängerinnen sollten langsam aufbauen und mit einem 20 bis 30 Minuten dauernden Programm beginnen. Übertreiben Sie bitte nicht. Merken Sie sich als Faustregel, dass Sie während des Trainings – sei es Radeln oder Laufen oder Inlineskating – noch in der Lage sein sollten, sich zu unterhalten. So viel Puste müssen Sie übrig haben. Denn sonst landen Sie wieder im Stressbereich. Und das darf nicht der Fall sein.

Manche Sportwissenschaftler empfehlen statt der dreimal wöchentlichen 30 Minuten 15 bis 20 Minuten täglich. Falls Sie das schaffen oder es für Sie psychologisch besser ist, tun Sie es. Doch für viele ist es sicherlich schon mühsam genug, dreimal pro Woche bei der Stange zu bleiben. Welche Sportart Sie wählen, bleibt Ihnen und Ihren Vorlieben überlassen. Joggen, Radfahren, Schwimmen, Tanzen, Walking oder Aerobic. Sie haben die Wahl. Nur Spaß machen muss es, sonst verlieren Sie schnell die Lust und hören wieder auf.

> Es ist nie zu spät, mit körperlicher Aktivität zu beginnen. Suchen Sie eine Sportart, die Ihnen wirklich Spaß macht, dann haben Sie auch kein Problem, wirklich dabei zu bleiben.

Pfarrer Kneipp haben Sie ja schon im Kapitel »Heilbäder« kennen gelernt. Hier nun geht es um die Stärkung des Immunsystems durch Ganzwaschung und Wassertreten. Ich habe diese beiden Varianten gewählt, weil sie einfach durchzuführen sind.

Die Ganzwaschung erfolgt morgens, gleich nach dem Aufstehen. (Vermutlich nur etwas für Lerchen.) Der Körper muss noch gut durchwärmt sein. Decken Sie Ihr Bett zu, damit es warm bleibt, denn nach der Anwendung müssen Sie noch einmal eine Viertelstunde nachruhen. Nehmen Sie ein Handtuch und tauchen Sie es in kaltes Wasser (15 bis 18 Grad entsprechen dem Leitungswasser bei uns). Beginnen Sie nun in langen Strichen, Ihren Körper abzureiben. Zunächst am rechten, dann am linken Arm, danach folgen Hals, Brust, Leib, Beine, Füße, Rücken, zuletzt die Fußsohlen. Sie müssen das Handtuch zwischendurch immer wieder anfeuchten. Nach zwei Minuten sollten Sie fertig und der ganze Körper mit einem leichten Feuchtigkeitsfilm überzogen sein. Nun legen Sie sich, ohne sich abzutrocknen, in das noch warme Bett und bleiben dort zugedeckt mindestens noch eine halbe Stunde liegen. Sie können stattdessen aber auch Gymnastik machen oder Radfahren oder irgendeine andere Sportart betreiben. Wichtig: Warm anziehen, ohne sich vorher abzutrocknen.

Wassertreten ist wahrscheinlich die bekannteste Form der Kneippschen Anwendung. Und auch die einfachste. Denn Sie können sie jederzeit zu Hause durchführen. Achten Sie aber darauf, dass Ihre Füße und Beine warm sind, sonst frösteln Sie während der Anwendung, und das würde die ganze Sache zunichte machen. Füllen Sie Ihre Badewanne mit kalten Wasser, bis es knapp unter Ihre Knie reicht. Und dann marschieren Sie im Storchenschritt kräftig auf und ab. Und zwar so lange, bis Sie ein angenehmes Wärmegefühl in den Beinen verspüren. Anschließend abtrocknen und die Beine in eine warme Decke einhüllen. Wassertreten ist übrigens auch ein probates Mittel gegen Einschlafstörungen.

> Für alle Wasseranwendungen gilt: Sie dienen der Vorbeugung. Deshalb nie durchführen, wenn Sie krank sind – also keinesfalls während einer Blasenentzündung.

Wasser als Heilmittel empfiehlt auch ein Mediziner aus Erlangen. Der Urologe Prof. Dr. Alfred Sigel rät seinen Patientinnen, alle zwei bis drei Tage den Intimbereich ein paar Minuten lang mit lauwarmem Wasser abzuduschen. Das soll eine Stärkung der Immunabwehr insbesondere im Bereich der Harnwege erzielen.

Es gibt übrigens noch eine ganz besonders angenehme Art, sein Immunsystem zu stärken. Wann immer ich Gelegenheit habe, mache ich mir ein paar schöne Stunden und gehe, nein, nicht ins Kino, sondern in die Sauna. Es gibt kaum etwas Entspannenderes als nach zwei, drei Saunagängen eingemummelt in einen flauschigen Bademantel auf einem Liegestuhl seinen Gedanken nachzuhängen. Ihr Abwehrsystem wird es Ihnen danken. Das haben zahllose Studien gezeigt, die zum Ergebnis hatten, dass Saunagänger eindeutig seltener an Infektionskrankheiten leiden. Also, planen Sie künftig einen Saunabesuch pro Woche ein. Am besten lassen Sie sich zum Geburtstag, zum Muttertag oder Weihnachten – Gelegenheiten gibt es genug – gleich eine Zehnerkarte schenken.

Nehmen Sie es mit der Hygiene genau

Ein wichtiger Punkt bei der Vorbeugung neuerlicher Blasenentzündungen ist die richtige Hygiene. Ich habe das Thema bereits angeschnitten und möchte es Ihnen noch einmal ans Herz legen. Nicht, dass ich Ihnen mangelnde Reinlichkeit unterstellen möchte. Nein, ganz im Gegenteil. Man kann Hygiene nämlich übertreiben, vor allem dann, wenn mit parfümierten Mittelchen hantiert wird. Nehmen Sie einmal kritisch unter die Lupe, welche Kosmetikartikel Sie für Ihre Intimhygiene verwenden. Gehören Intimspray, koloriertes Toilettenpapier, parfümierte Seifen, Schaumbäder dazu? Dann brauchen Sie sich über Blasenentzündungen nicht zu wundern. All diese Mittel stören die natürliche Flora und begünstigen das Wachstum von krankheitsauslösenden Bakterien. Es ist natürlich keine Frage, dass Hygiene im Genitalbereich wichtig und unerlässlich ist. Aber es bedarf keiner scharfen oder parfümierten Mittel.

- **Kein farbiges Toilettenpapier**
- **Keine Intimsprays oder Intimlotionen**
- **Keine parfümierten oder scharfen Seifen**
- **Keine Schaumbäder**

Waschen Sie den Genitalbereich mit lauwarmem Wasser und einem leichten, parfümfreien Waschgel (Seife trocknet zu sehr aus). Nicht zu stark reiben und anschließend sanft trocknen. Vermeiden Sie bei einem Wannenbad jegliche parfümierten Zusätze, da diese die Harnröhre reizen können. Waschen Sie vor dem Geschlechtsverkehr den Genitalbereich. Wechseln Sie während der Menstruation häufig Binden oder Tampons. Lange Zeit kursierte das Gerücht, dass Tampons eine Zystitis auslösen können. Eingehende Untersuchungen haben aber gezeigt, dass dem keineswegs so ist.

- Falls Sie Waschlappen benutzen, täglich wechseln.
- Für den Intimbereich ein gesondertes Handtuch verwenden.
- Und nochmals, weil besonders wichtig: Wischen Sie bei jedem Toilettengang mit dem Toilettenpapier (vor allem nach dem Stuhlgang) immer von vorn nach hinten (Richtung After), um eine Verschleppung der Bakterien aus der Afterregion in die Harnröhre zu vermeiden.

Beachten Sie bei der täglichen Hygiene: Nicht übertreiben, keine parfümhaltigen und scharfen Mittelchen verwenden. Warmes Wasser und ein hautfreundliches Duschgel reichen völlig aus.

Halten Sie sich warm

Noch einmal zum Thema Wärme. Es ist ein so einfaches und kostengünstiges Mittel. Beherzigen Sie Omas Rat und halten Sie sich wirklich warm. Tragen Sie kuschelige Unterwäsche und dicke Socken. Überhaupt sollten Sie kalte Füße vermeiden. Wie ich Ihnen schon im Kapitel »Wärme ist das A und O« sagte, kann es schon bedenklich sein, wenn Ihre Füße eine Minute lang unter 15 Grad temperiert sind. Das hat zur Folge, dass alle Schleimhäute eine halbe Stunde lang unzureichend durchblutet werden und in solchen mangelhaft versorgten Regionen siedeln sich Bakterien besonders erfolgreich an. Die Ärzte sprechen sogar von einer sogenannten »Kaltfuß-Zystitis«. Halten Sie Ihren Unterleib warm mit Baumwollschlüpfern. Der Tanga mag ja sexy sein, aber er wärmt nicht. Und eine Zystitis ist auch nicht sexy. Besorgen Sie sich kochfeste Wäsche aus Baumwolle und wechseln Sie täglich Ihre Unterwäsche. Auf enge Jeans – solche, die mit dem Schuhlöffel angezogen werden müssen – sollten Sie unbedingt verzichten. In der Enge entsteht ein feuchtwarmes Klima, das den Bakterien die Vermehrung zu sehr vereinfacht. Und Sie müssen es dann büßen. Tauschen Sie nasse Badekleidung sofort gegen trockene aus. Setzen Sie sich nicht auf kalte Steine, Bänke oder Fußböden. Wenn Sie – das passiert natürlich vor allem zur kalten Jahreszeit – durchgefroren nach Hause kommen, nehmen Sie ein heißes Bad mit einem blasenfreundlichen Zusatz wie Teebaum-, Kamille- oder Eukalyptusöl. Das wärmt Sie nicht nur wieder auf, sondern schützt auch Ihre empfindliche Blase.

Bloß nicht verkneifen

Ist man unterwegs und sucht eine Toilette, weil die Blase drängt, ist meist keine in der Nähe, sodass man manchmal zwangsweise »verkneifen« muss. Aber das sollte die Ausnahme sein. Ansonsten gilt: bitte nicht verkneifen! Und lassen Sie sich Zeit, wenn Sie zur Toilette gehen, es drängt Sie niemand zur Eile, außer Sie selbst. Es ist wichtig, die Blase vollständig zu entleeren. Nur so können Sie sicher sein, dass keine Bakterien im Restharn verbleiben. Und denken Sie, wenn Sie unterwegs sind, an den Tipp mit den WC-Einmalauflagen oder Desinfektionstüchern. Dann haben Sie mit fremden Toilettensitzen bald keine Probleme mehr.

Machen Sie Ihren Harn sauer

Wie Sie in dem Kapitel »Worauf Sie außerdem bei der Ernährung achten sollten« gelesen haben, können Sie Bakterien den Garaus machen, indem Sie den Urin ansäuern. Im sauren Milieu überlebt kaum ein Krankheitserreger, zumindest wird den Keimen das Überleben außerordentlich schwer gemacht. Ein saures Milieu erreichen Sie durch die Veränderung des pH-Wertes. Der normale, bzw. neutrale pH-Wert beträgt 7,0. Das können Sie mit einem Teststreifen aus der Apotheke ermitteln. Werte darunter bezeichnet man als sauer, darüber als alkalisch. Während einer Zystitis strebt man einen neutralen Wert an, um das unangenehme Brennen beim Urinieren zu verhindern. Zur Vorbeugung einer Zystitis ist es jedoch ratsam, den Urin leicht anzusäuern, um den Bakterien das Überleben zu erschweren. Um einen Säuregrad zu erreichen, der Bakterien bremst, trinken Sie viel Preiselbeer- und Orangensaft oder nehmen Sie reines Vitamin C (als Ascorbin-Pulver aus der Apotheke). Auch bestimmte Nahrungsmittel machen den Harn sauer, wie Blaubeeren und Pflaumen, Rosenkohl, Spargelspitzen, Blumenkohl und Artischocken, Reis, Mais, trockene Erbsen, Linsen, Bohnen.

Gute Erfahrungen gibt es auch mit der vorbeugenden Einnahme einer Aminosäure, dem L-Methionin, das Sie in der Apotheke bekommen. Das Präparat säuert Ihren Urin an. In Studien hat sich gezeigt, dass die Zahl der Blasenentzündungen bei Einnahme dieses Mittels um 50 Prozent zurückgegangen ist. Wie viel und wie lange Sie davon nehmen sollten, sprechen Sie bitte mit Ihrer Ärztin oder Ihrem Arzt ab.

Säuern Sie Ihren Urin an. So machen Sie den Bakterien das Überleben schwer.

Wann Sie zum Arzt müssen

Was geschieht in der Praxis?

Nun haben Sie sich eingehend mit den Möglichkeiten beschäftigt, eine Blasenentzündung auf natürliche Weise zu bekämpfen. Und wenn Sie beim Auftreten der Symptome schnell reagieren und die Ratschläge aus diesem Buch beherzigen, haben Sie wirklich gute Chancen, das Leiden in den Griff zu bekommen, ohne gleich zu Antibiotika greifen zu müssen. Falls Sie eine Kandidatin für wiederkehrende Blasenentzündungen sind, können Sie mit den Mitteln zur Vorbeugung obendrein viel tun, um ihr Immunsystem zu stärken und Blaseninfekte gar nicht erst entstehen zu lassen. Wichtig ist aber, dass Sie in der Vorbeugung und in der Behandlung konsequent vorgehen, um den Erregern wirksam und dauerhaft Paroli zu bieten.

Auch bei der Bekämpfung der Blasenentzündung kommt es immer auf die jeweilige körperliche Verfassung des Menschen und das Ausmaß der auftretenden Krankheitserreger an. Sollten Sie trotz aller Bemühungen einmal feststellen, dass nach drei bis vier Tagen einfach keine Besserung eintreten will, ist eine ärztliche Abklärung ratsam. Das vor allem dann, wenn noch Symptome wie Fieber und Schüttelfrost oder Schmerzen im Rücken und in der Nierengegend hinzukommen.

Als erstes wird die Ärztin oder der Arzt eine Urinuntersuchung vornehmen. Dazu wird der sogenannte Mittelstrahlurin benötigt. Zunächst ein wenig Urin in die Toilette lassen, danach wird der Harn in einem sterilen Gefäß aufgefangen. Der Mittelstrahlurin ist deshalb wichtig, weil der Urin im ersten Strahl Verunreinigungen aus der Harnröhre oder der Scheide enthält und damit das Laborergebnis verfälschen würde. Bei einer Zystitis ist die Zahl der weißen Blutkörperchen, die eingedrungene Krankheitserreger bekämpfen und abtöten müssen, stark erhöht. Und natürlich sind im Falle einer Blasenentzündung entsprechend viele Bakterien unter dem Mikroskop zu sehen. Um die genaue Bakterienart nachzuweisen, wird eine Kultur angelegt. Auf der Basis dieser Ergebnisse werden die Medikamente verordnet.

Neben den Laboruntersuchungen gibt es noch weitere diagnostische Möglichkeiten, einer Blaseninfektion auf die Spur zu kommen. Die Urethrographie, eine Röntgendarstellung, wird bei ständig wiederkehrenden Blasenentzündungen eingesetzt, deren Ursache man durch Laborwerte allein nicht finden kann. Ein Kontrastmittel wird direkt in die Harnröhre gespritzt, um physische Veränderungen, wie etwa eine Verengung oder Ausstülpung der Harnröhre zu erkennen. Diese können operativ beseitigt werden.

Wann Antibiotika unbedingt sein müssen

Wie Sie bereits im Eingangskapitel erfahren haben, empfehlen die Schulmediziner bei einer Keimzahl, die deutlich über 100.000 Bakterien pro ml Harn liegt, eine medikamentöse Behandlung. Sollte sich bei der Untersuchung herausstellen, dass die Zahl der Bakterien in Ihrem Urin die Zahl um ein Vielfaches übersteigt, kann es durchaus sinnvoll sein, Antibiotika zu nehmen. Aber bevor Ihre Ärztin oder Ihr Arzt das Rezept zückt, sollten Sie ganz sachlich besprechen, ob es nicht doch noch eine Alternative – unter ärztlicher Aufsicht, versteht sich – gibt, die Zystitis ohne Antibiotika zu behandeln. Lassen Sie sich nicht ohne weiteres gleich auf eine Antibiotikatherapie ein.

Zu Beginn habe ich es erwähnt, und ich will hier noch einmal deutlich darauf hinweisen, dass Kinder und Schwangere bei einer Harnweginfektion auf alle Fälle in ärztliche Behandlung gehören.
Blasenentzündungen während der Schwangerschaft sind überhaupt keine Seltenheit. Rund 10 Prozent der Frauen, die ein Baby erwarten, haben mindestens einmal während der 9 Monate eine Zystitis. Ein Drittel davon klagt sogar mehrmals über Beschwerden. Manche Frauen allerdings machen einen Blaseninfekt durch, ohne dass sich Symptome zeigen. Die Erkrankung wird dann meist bei einem Routinecheck entdeckt. Sobald eine Infektion diagnostiziert wurde, muss unbedingt behandelt werden, da sich bei der werdenden Mutter sehr rasch eine Nierenentzündung entwickeln kann.

Unbehandelt kann die Blaseninfektion zu erheblichen Komplikationen führen, in manchen Fällen auch zu Fehl- oder Frühgeburten. Denn falls die Keime bis in die Gebärmutter wandern, besteht die Gefahr einer Entzündung, die Wehen auslösen kann, unabhängig vom Monat der Schwangerschaft. Viel trinken ist natürlich auch in diesem Fall von Vorteil, um die Harnwege gut durchzuspülen. Zusätzlich zu den Antibiotika, die Sie als Schwangere bekommen, steht es Ihnen natürlich frei, auch alternative Methoden zuwenden. Vorausgesetzt, von ärztlicher Seite bestehen keine Einwände. Es ist übrigens nützlich, während einer Antibiotikabehandlung ausreichend probiotischen Joghurt zu essen. Ausreichend heißt, mindestens 200 ml täglich. Warum? Vielleicht haben Sie die Erfahrung schon einmal gemacht: Antibiotika bringen das empfindliche Gleichgewicht der Bakterienflora erheblich durcheinander. »Gute« Bakterien (sie sind für die Verdauung wichtig) werden vernichtet, die »bösen« gewinnen die Überhand, machen den Weg frei für neuerliche Infektionen. Diesem Ungleichgewicht kann probiotischer Joghurt vorbeugen. Er enthält jene Bakterienkulturen, die das Darmmilieu sauer halten. Und das ist wichtig, weil sich in einer sauren Umgebung schädliche Bakterien schnell verabschieden. Wir haben hier letztlich dasselbe Prinzip wie mit der Ansäuerung des Urins. Ist der Urin sauer, suchen die Bakterien das Weite.

Bei Kindern tritt eine Zystitis besonders häufig im Säuglings- und Kleinkindalter auf. Enganliegende, verschmutzte Windeln begünstigen die Infektion. Jungen sind in diesem Alter häufiger von einer Zystitis betroffen, da sie oft an einer angeborenen Fehlbildung der Harnröhre leiden. Meist wird diese Anomalie operativ beseitigt, und damit ist auch die Infektionsgefahr gebannt, so dass es kaum Jungen gibt, die später unter einer Zystitis leiden. Erst Männer ab dem 50. Lebensjahr bekommen Probleme mit der Blase: aufgrund einer Prostataerkrankung. Ob es sich um eine gut- oder bösartige Vergrößerung der Prostata handelt, ist unerheblich. Die Vergrößerung geht oft einher mit einer Verengung der Harnröhre, die den Harnabfluss behindert. Entsprechend sammeln sich Erreger in der Blase an und führen zu einer Infektion. Für Männer dieses Alters ist deshalb der regelmäßige Check beim Arzt sehr wichtig.

Mädchen hingegen werden bereits im Schulalter mit den unangenehmen Begleiterscheinungen einer Zystitis bekannt. Und die Zahl steigt, wie wir wissen, mit zunehmendem Alter an. Eine Antibiotikabehandlung im Kindesalter – gleich, ob Junge oder Mädchen – ist meistens unerlässlich, da die Keime bei Kindern recht schnell in die Nieren steigen und eine Nierenbeckenentzündung verursachen können. Allerdings gilt auch hier grundsätzlich: Viel trinken, und während der Antibiotikatherapie probiotischen Joghurt essen.

An dieser Stelle möchte ich Ihnen noch einen kurzen Überblick über die heute gängigen Antibiotika geben. Zu den wichtigsten antibakteriell wirkenden Substanzen gehören:

- **Penicilline mit schmalem oder breitem Wirkungsspektrum**
- **Cephalosporine**
- **Trimethoprim und Sulfonamid-Kombinationen**
- **Tetrazykline**
- **Makrolide**
- **Aminoglykoside**
- **Gyrasehemmer.**

Um herauszufinden, welches Antibiotikum für Sie in Frage kommt, werden die Krankheitserreger durch Laborbefunde bestimmt. Gegen eine Zystitis werden hauptsächlich Trimethoprim und Sulfonamid-Kombinationen eingesetzt. Stillende Mütter und Säuglinge bis zum dritten Lebensmonat sollten diese Medikamente allerdings nicht einnehmen aufgrund möglicher Nebenwirkungen, wie z.B. Blutbildschäden und Magen-Darm-Störungen. Für diese Patientengruppen bieten sich Breitband-Penicilline oder Cephalosporine an.

Die modernen Antibiotika haben den Vorteil, dass sie nicht mehr tage- oder gar wochenlang eingenommen werden müssen. Gerade bei der Trimethoprim und Sulfonamid-Kombination genügt eine Einmalgabe. Bei den Breitspektrum-Penicillinen erhöht sich die Behandlungsdauer auf mehrere Tage.

Welches Mittel Ihnen auch immer verordnet wird: Nehmen Sie es so lange ein, wie es Ihre Ärztin oder Ihr Arzt anordnet! Auf keinen Fall dürfen Antibiotika eigenmächtig abgesetzt werden, da sonst die Entzündung nicht komplett ausgeheilt ist und sich ganz leicht eine chronische Erkrankung entwickelt. Außerdem besteht die Gefahr von Resistenzen. Das ist ein brisantes Thema.

Resistenzen sind so alt wie das Penicillin selbst. Der Erfinder Alexander Fleming warnte schon 1945 vor dem Missbrauch seines Antibiotikums, gerade weil er Resistenzen befürchtete. Wenn ein neues Mittel auf dem Markt ist, neigen viele Mediziner aus durchaus verständlichen Gründen dazu, es großzügig anzuwenden. Das Penicillin galt damals, zurecht, als Wunderheilmittel gegen sämtliche Infektionskrankheiten. Entsprechend breitgefächert wurde es eingesetzt.

Doch woher rühren die Resistenzen, und warum nehmen sie immer mehr zu? Penicillin wurde aus einer Pilzkultur entwickelt. In der Natur leben Pilze und Bakterien im Boden, allerdings nicht in friedlichem Einvernehmen, sondern im Kampf um Nahrung und Standort. Und um ihren Platz zu verteidigen und ihr Überleben zu sichern, produzieren Pilze Antibiotika, damit sie sich die Bakterien, die Störenfriede, vom Leibe halten. Im Rahmen dieses täglichen Kampfes haben Bakterien, die ja sehr pfiffig und wandlungsfähig sind, Resistenzen entwickelt. So wurden sehr viele gegen die antibiotischen Stoffe der Pilze immun.

Genauso funktioniert es auch bei den Antibiotika im humanmedizinischen Bereich. Sie wurden schlicht zu oft verordnet, manchmal unterdosiert, manchmal überdosiert und manchmal eben auch falsch eingesetzt. Und den Bakterien gelang es schließlich über die Jahre hinweg, eine Immunität zu erlangen, die Antibiotika wirkungslos macht. Fleming hatte das vorausgesehen und gewarnt. Vergeblich. Heute arbeitet die Wissenschaft fieberhaft an der Entwicklung neuer Antibiotika. Und wir müssen lernen, nicht beim kleinsten Schnief gleich zu den vermeintlich bequemen Tabletten zu greifen.

Doch kehren wir zurück zum eigentlichen Thema. Bei manchen Frauen kann es selbst bei konsequenter Antibiotikaeinnahme zu Rückfällen kommen. Jede vierte Betroffene klagt immer wieder über eine erneut aufflackernde Blasenentzündung. In diesem Fall kommen Sie nicht umhin, gemeinsam mit Ihrer Ärztin oder Ihrem Arzt genaue Ursachenforschung zu betreiben. Wie ich am Anfang des Buches geschrieben habe, kommen neben der bakteriellen Infektion auch noch andere Ursachen in Frage, wie beispielsweise anatomische Veränderungen (Gebärmuttersenkung) oder chronische Infektionsherde, die eine Zystitis begünstigen. Vielleicht gibt es bei Ihnen noch einige Faktoren, die einen Blaseninfekt begünstigen können, von denen Sie bislang gar nichts wissen oder die Sie sogar bisher als irrelevant angesehen haben.

Wie sieht es beispielsweise mit Ihrer Verhütung aus? Benutzen Sie Verhütungszäpfchen? Wenn ja, könnte auch das eventuell ein Grund für wiederkehrende Harnweginfektionen sein. Denn diese Mittel reduzieren die gesunden Milchsäurebakterien in der Scheide, sodass ein bakterielles Ungleichgewicht entsteht und sich Zystitiserreger leichter verbreiten können. Auch ein nicht perfekt sitzendes Scheidendiaphragma erhöht das Risiko einer Entzündung des Harntraktes. Der Rand des Diaphragmas kann auf die Harnröhre drücken, dadurch wird eine vollständige Entleerung der Blase verhindert. Im Restharn sammeln sich immer mehr Bakterien an und lösen irgendwann erneut eine Entzündung aus. Ein besser angepasstes, vielleicht kleineres Diaphragma kann Abhilfe schaffen. Klären Sie das im Gespräch mit Ihrem Gynäkologen ab.

Wie Sie bereits wissen, kann übertriebene Hygiene im Genitalbereich die Ursache für einen Blaseninfekt sein. Überprüfen Sie noch einmal Ihre Hygienemaßnahmen und ändern Sie sie gegebenenfalls.

Falls alle genannten Faktoren weitgehend ausgeschaltet sind und es dennoch immer wieder zu Blasenentzündungen kommt, kann eine Langzeittherapie mit Antibiotika sinnvoll sein. Bei mehr als drei Rückfällen pro Jahr spricht man von einer chronischen Infektion. Bei der Langzeittherapie wird sechs Monate lang eine Niedrigdosierung der Wirkstoffkombination Trimethoprim und Sulfonamid eingesetzt. Auch hier ist ein ausführliches Gespräch mit Ihrer Ärztin oder Ihrem Arzt wichtig. Zusätzlich zu dieser medikamentösen Behandlung können Sie selbstverständlich alle alternativen Heilmethoden, die Sie in diesem Buch bisher kennen gelernt haben, anwenden. Ob Tee, antibiotische Ernährung, Wärme, Bestrahlung, Bäder, Homöopathie oder Akupressur. Sie haben die Wahl.

Impfen – ein wirksames Mittel?

Eine ganze Reihe von Medizinern setzt seit einiger Zeit bei wiederkehrenden Blasenentzündungen auf eine relativ neue Methode: die Impfung. Zugelassen dafür ist das Mittel Uro-Vaxom®, das in Kapselform erhältlich ist. Uro-Vaxom® enthält 18 getrocknete Erreger des E. coli-Stammes. Der Impfstoff hat in Studien eine gewisse Wirksamkeit gezeigt. Die Bildung von Killerzellen wird angeregt. Je mehr Killerzellen vorhanden sind, desto größer ist natürlich die Chance, den Krankheitskeimen schnell den Garaus zu machen. Insofern kann es durchaus Sinn machen, zu einem solchen Mittel zu greifen. Es gibt aber auch Fälle, in denen die Impfung wirkungslos blieb. Uro-Vaxom® wird meistens über drei Monate lang morgens auf nüchternen Magen eingenommen (manche Frauen klagen über Störungen im Magen-Darm-Trakt). Dann folgt eine Einnahmepause von drei Monaten und danach wird wieder zehn Tage lang behandelt. Die Therapie wird dann so fortgesetzt: Drei Monate Einnahme, drei Monate Pause, 10 Tage Einnahme, vier Wochen Pause, 10 Tage Einnahme, vier Wochen Pause, 10 Tage Einnahme, vier Wochen Pause. Treten nach 9 Monaten keine Rückfälle mehr auf, wird die Therapie beendet. Besprechen Sie in Ruhe mit Ihrer Ärztin oder Ihrem Arzt, ob es in Ihrem speziellen Fall sinnvoll ist, diese Immunisierungsmaßnahme zu ergreifen.

Ein letztes Wort

Nun haben Sie eine ganze Menge über alternative Heilmethoden gelesen, die bei einer einfachen Blasenentzündung genauso effektiv und schnell wirken wie Medikamente. Ich bin fest davon überzeugt, dass Sie bei der Vielfalt des Angebots genau diejenige Behandlung finden, die für Sie persönlich richtig und gut ist. Und ich bin mir ziemlich sicher, dass Sie sich nicht nur für eine, sondern für eine Kombination unterschiedlicher Therapien entscheiden. Das ist ja auch sinnvoll, denn so können Sie das Übel gleich von mehreren Seiten anpacken.

Die Natur hält so viele Möglichkeiten bereit, die wir uns heute einfach wieder in Erinnerung rufen müssen. Vertrauen Sie auf Ihren gesunden Menschenverstand und vertrauen Sie vor allem Ihrem Körper. Er ist stärker, als Sie denken, und wird, wenn Sie ihn unterstützen, mit einer leichten Zystitis rasch selbst fertig. Mit den entsprechenden vorbeugenden Maßnahmen können Sie darüber hinaus einer Blasenentzündung künftig rechtzeitig vorbeugen.

Antibiotika und andere »scharfe Geschütze« sollten dem Ernstfall vorbehalten bleiben. Denn bei lebensbedrohlichen Erkrankungen sind wir auf die Wirksamkeit dieser Medikamente angewiesen. Wenn wir sie vorschnell und überflüssigerweise einsetzen, werden sie nicht mehr helfen, wenn sie tatsächlich gebraucht werden.

Ich wünsche Ihnen viel Erfolg und Durchhaltevermögen bei Ihrer Therapie. Werden Sie gesund – und bleiben Sie es!

Anhang

Adressen, die weiterhelfen

Farbtherapie Alexander Wunsch
Wunschprodukte
Bergheimer Str. 116, 69115 Heidelberg
Tel. (0 62 21) 16 34 57
www.alexanderwunsch.de
praxis@alexanderwunsch.de

GAMU, Gesellschaft für angewandte Mykologie und Umweltstudien mbH
Hüttenallee 241, 47800 Krefeld
Tel. (0 21 51) 5 89 40
www.gamu.de

Hawlik Euro-Pilzbrut GmbH
Postfach, 82062 Großdingharting
Tel. (0 81 70) 6 51
www.pilzshop.de

Förderverein Interstitielle Zystitis e.V.
Untere Burg 21, 53881 Euskirchen
Tel. (0 22 51) 7 47 80
www.ica-ev.de

Deutsche Gesellschaft für Urologie e.V.
Uerdinger Str. 64, 40474 Düsseldorf
Tel. (02 11) 5 16 09 60
www.dgu.de

Literatur zum Thema

Boksch, Manfred: Das praktische Buch der Heilpflanzen. Kennzeichen, Heilwirkung, Anwendung, Brauchtum. BLV, München, 2003

Chaitow, Leon: Wassertherapie zu Hause. Kur-Anwendungen für Gesundheit und Schönheit, Econ, München, 1995

Deutsche Gesellschaft für Ernährung: Referenzwerte für die Nährstoffzufuhr, Umschau, Frankfurt, 2000

Hofstätter, Alfons: Urogenitale Infektionen, Springer Verlag, Heidelberg

Hoffmann, David: Das Findhorn-Kräuterheilbuch, Heyne, München, 1992

Kreuter, Josef Heinrich P.: Die sanfte Art des Heilens – Homöopathie – Praktische Anwendung und Arzneimittellehre, Falken, Niedernhausen, 1995

Kruse, Peter; Pavlekovic, Boris; Haak, Klaus: Autogenes Training. Der Weg zum Wohlbefinden, Falken, Niedernhausen, 1997

Langbein, Kurt; Martin, Hans-Peter; Weiss, Hans: Bittere Pillen. Nutzen und Risiken der Arzneimittel, Kiepenheuer & Witsch, Köln, 2002

Ledvina, Ilse; Roßmeier, Armin: So arbeitet das Immunsystem. Funktionsweise. Störungen. Natürliche Stärkung. Falken, Niedernhausen, 1992

Lelley, Jan: Die Heilkraft der Pilze. Gesund durch Mykotherapie, Econ, München, 1997

McIntyre, Anne: Das große Buch der heilenden Pflanzen. Aromatherapie, Blütenessenzen, Homöopathie, Kräuterheilkunde, Hugendubel, München, 1998

Prümmel, René: Praxisbuch Homöopathie. Das Handbuch für die wirksame Hilfe zu Hause, Südwest Verlag, München, 2000

Richberg, Inga-Maria: Sanft heilen mit Homöopathie, Mosaik Verlag, München, 1995

Schilcher, Heinz; Vahlensieck, Winfried: Phytotherapie in der Urologie, Hippokrates, Stuttgart, 2001

Wilson, Paul: Wege zur Ruhe. 100 Tricks und Techniken zur schnellen Entspannung, Rowohlt, Hamburg, 1996

FrauenGesundheit bei *Orlanda*

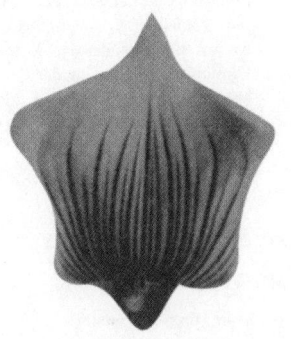

Of

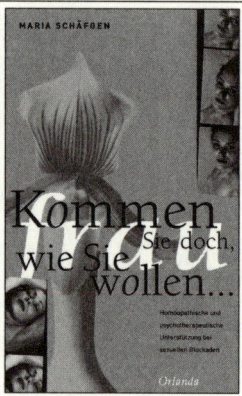

Maria Schäfgen
Kommen Sie doch, wie Sie wollen...

Homöopathische Wege zur weiblichen Lust

Maria Schäfgen wendet sich mit diesem Ratgeber an jede Frau, die mehr über weibliche Sexualität erfahren und ihr Sexualleben intensivieren möchte. Sie unterstützt Frauen darin, ihre Sexualität als eine Ressource zu begreifen, die sie immer weiter entwickeln können. Dazu gehört, sich selbst besser kennen zu lernen, Einstellungen zu hinterfragen, neue Verhaltensweisen auszuprobieren und »andere« Erfahrungen zu integrieren. Vielfältige Erfahrungsberichte dienen als Anstoß für Veränderung. Konkrete praktische Hinweise zur Steigerung der Empfindungsfähigkeit bieten der Leserin die Möglichkeit, ihre Sexualität im wahrstenSinne des Wortes selbst in die Hand zu nehmen.

160 Seiten
€D 12,50 / €A 12,90
Sfr 22,00
ISBN 3-936937-05-2

Kommen Sie doch, wann Sie wollen...

Homöopathische Wege zur Potenz

160 Seiten
€D 12,50 / €A 12,90
Sfr 22,00
ISBN 3-936937-06-0

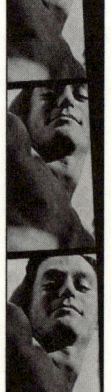

Männliche Potenz hat viele Gesichter. Sexuelle Potenz ist nur eines davon. Die Grundthese dieses Ratgebers lautet: Sexuelle Potenz ist sowohl in ihrer Qualität, wie auch in ihrer Quantität veränderbar. D.h. sowohl Gefühle und seelische Zustände während des sexuellen Kontakts sind ebenso veränderbar wie Häufigkeit und Härte der Erektion und Zeitpunkt des Orgasmus. Mit Homöopathie und lösungsorientierter Psychotherapie ermutigt die Autorin Männer, der eigenen Potenz neu zu begegnen.

Maria Schäfgen ist Heilpraktikerin und Autorin. Ein Schwerpunkt ihrer therapeutischen Arbeit sind sexuelle Störungen bei Frauen und Männern.

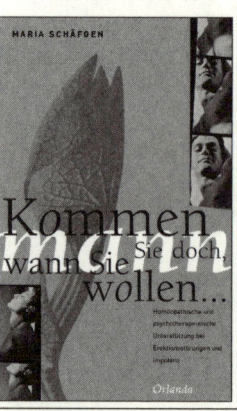

Roswitha Burgard
Frauenfalle Psychiatrie
Wie Frauen verrückt gemacht werden
€D15,50 | €A 16,00 | Sfr 28,30 / ISBN 3-929823-88-8

Ein Buch, das Frauen dazu ermutigt, sich aus der Zwangsjacke der »richtigen« weiblichen Lebensführung zu befreien, sich nicht für »verrückt« erklären zu lassen und ihre Wut kreativ zur Veränderung zu nutzen.
Roswitha Burgard, Dipl.-Psychologin, arbeitet als Psychotherapeutin im Berliner Therapie- und Beratungszentrum für Frauen.

Gabriele Feyerer
Auf den Spuren der Angst
Panikattacken und Phobien natürlich behandeln
€D15,50 | €A 16,00 | Sfr 28,30 / ISBN 3-929823-82-9

Die Autorin informiert über konventionelle Behandlungsmethoden für die unterschiedlichsten Angststörungen und vermittelt das ganze Spektrum an natürlichen Heilverfahren und Selbsthilfe-Therapien.
Gabriele Feyerer, promovierte Juristin und freie Autorin, beschäftigt sich seit über 20 Jahren mit dem Thema Angst und der sanften Medizin.

Rina Nissim
Wechseljahre Wechselzeit
Ein naturheilkundliches Handbuch
€D15,50 | €A 16,00 | Sfr 28,30 / ISBN 3-929823-63-2

Älterwerden kann schön sein: Unter diesem Motto berät Rina Nissim Frauen in den Wechseljahren fachkundig zu den physischen und psychischen Begleiterscheinungen.

Naturheilkunde in der Gynäkologie
Ein Handbuch für Frauen
€D15,50 | €A 16,00 | Sfr 28,30 / ISBN 3-929823-51-9

Der Klassiker der »Sanften Medizin« in der Frauenheilkunde. Jede Frau findet in diesem Buch wertvolle, leicht anzuwendende Ratschläge, sei es zur schmerzhaften Menstruation, zu fliegender Hitze, chronischen Vaginalentzündungen oder Geschwülsten.
Rina Nissim ist Krankenschwester, Heilpraktikerin, Autorin und Mitbegründerin des Genfer Frauengesundheitszentrums. Sie führt eine eigene Praxis in Genf.

Clementina Rabufetti
Gesundes Kind
Homöopathische und naturheilkundliche Abwehrstärkung
€D15,50 I €A 16,00 I Sfr 28,30 / ISBN 3-929823-49-7

Ein Elternratgeber zum verantwortungsvollen Umgang mit Impfungen und Medikamenten. Clementina Rabufetti informiert über den natürlichen Umgang mit Krankheiten bei Kindern und plädiert für eine Stärkung der Abwehr statt einer Unterdrückung der Krankheitssymptome durch schulmedizinische Mittel.
Clementina Rabufetti ist Heilpraktikerin mit dem Schwerpunkt Homöopathie.

Susun S. Weed
Naturheilkunde für schwangere Frauen und Säuglinge
€D15,50 I €A 16,00 I Sfr 28,30 / ISBN 3-929823-73-X

Susun Weed bietet Frauen vielfältige Anregungen zum naturheilkundlichen Umgang mit Fruchtbarkeit/Verhütung, Schwangerschaft und Geburt. Darüber hinaus geht sie auf das Thema Schwangerschaft ab 35 und naturheilkundliche Behandlungsmöglichkeiten beim Neugeborenen ein.

BrustGesundheit
Naturheilkundliche Prävention und Begleittherapien
€D15,50 I €A 16,00 I Sfr 28,30 / ISBN 3-929823-47-0

Das erste und einzige Buch, das Frauen mit Brustkrebs, die sich schulmedizinisch behandeln lassen, wirksame naturheilkundliche Therapien bietet.
Susun S. Weed ist Autorin und Verlegerin und verfügt über langjährige Erfahrungen mit der Pflanzenheilkunde.

Dorisa Schadow & Heike Schallhammer (Hg.)
Krebs verstehen - neue Wege gehen
€D19,50 I €A 20,10 I Sfr 35,20 / ISBN 3-929823-41-1

Expertinnen zeigen anhand vieler Beispiele auf, wie wir gut informiert, selbstbestimmt und eigenverantwortlich mit Krebs umgehen können.
Dorisa Schadow († 1998) arbeitete und unterrichtete als Heilpraktikerin.
Heike Schallhammer, Heilpraktikerin, arbeitet mit dem Schwerpunkt immunbiologischer Krebstherapie und Psychoonkologie.

Ingrid Olbricht
Brustansichten
Selbstverständnis, Gesundheit und Symbolik eines weiblichen Organs
€D15,50 I €A 16,00 I Sfr 28.30 / ISBN 3-929823-93-4

Die Ärztin Ingrid Olbricht hat Frauen unterschiedlicher Altersgruppen, Herkunft und sexueller Orientierungen dazu befragt, wie sie ihre Brust erleben. In den sehr persönlichen Berichten kommen Themen wie Pubertät, Sexualität, Schwangerschaft und Stillzeit, Älterwerden, Brustkrebs, Brustamputation und Schönheitoperationen zur Sprache. Die Autorin analysiert die unterschiedlichen Erfahrungen, geht auf Ursachen für Störungen ein und gibt Ratschläge für eine bessere Akzeptanz des eigenen Körpers.
Dr. med. Ingrid Olbricht ist Fachärztin für psychotherapeutische Medizin sowie für Neurologie.

Gudrun Kemper & Ulla Ohlms (Hg.)
Jede Neunte...
Frauen berichten von ihren Erfahrungen mit Brustkrebs
€D15,50 I €A 16,00 I Sfr 28.30 / ISBN 3-936937-07-9

In Deutschland erkrankt durchschnittlich jede neunte Frau an Brustkrebs. Die 28 Autorinnen der Beiträge für dieses Buch sind sich größtenteils über Brustkrebs-Netzwerke begegnet. Sie berichten dokumentarisch und sehr persönlich von Chemotherapie, Bestrahlung, Amputation, Prothesen, Rekonstruktionschirurgie und allem, was das Überleben mit Brustkrebs, aber auch das Sterben daran ausmacht.
Gudrun Kemper ist bei mamazone und PINK als Patientin für Patientinnen engagiert.
Ulla Ohlms ist Mitbegründerin von zebra und engagiert sich u.a. bei EUROPA DONNA und Patients Tumorbank of Hope (PATH).

Orlanda
Zossener Straße 56-58 I 10961 Berlin
Telefon: 030/216 29 60 I Fax: 030/215 39 58 I E-Mail: post@orlanda.de
www.orlanda.de